就/业/金/手/指/系/列

跟金牌月嫂学护理

（图解版）

马水学　主编

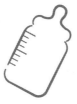

U0248725

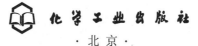
化学工业出版社
·北京·

内容简介

《跟金牌月嫂学护理（图解版）》一书分产妇护理和新生儿护理两个部分。

产妇护理部分具体包括产妇饮食护理、产妇日常生活护理、产妇乳房护理、产妇常见疾病与不适的护理、产妇心理疏导与体形恢复、特殊产妇护理。

新生儿护理部分具体包括新生儿喂养护理、新生儿日常护理、新生儿专项护理、新生儿保健护理。

全书图文并茂，浅显易懂。不仅为新手父母和学习月嫂服务的从业人员提供指引，更提供实操工作开展的步骤、方法、细节、技巧，可供新手父母和月嫂服务从业人员快速入门、快速成长！

图书在版编目（CIP）数据

跟金牌月嫂学护理：图解版/马水学主编. —北京：
化学工业出版社，2022.4 （2025.1重印）
（就业金手指系列）
ISBN 978-7-122-40770-2

Ⅰ.① 跟… Ⅱ.① 马… Ⅲ.① 新生儿-护理-图解
Ⅳ.①R174-64

中国版本图书馆CIP数据核字（2022）第021253号

责任编辑：陈　蕾　　　　　　　　　　装帧设计：溢思视觉设计／程超
责任校对：田睿涵　　　　　　　　　　E-mail: isstudio@126.com

出版发行：化学工业出版社（北京市东城区青年湖南街13号　邮政编码100011）
印　　装：河北延风印务有限公司
889mm×1194mm　1/24　印张7　字数176千字　　2025年1月北京第1版第6次印刷

购书咨询：010-64518888　　　　　　　　售后服务：010-64518899
网　　址：http://www.cip.com.cn
凡购买本书，如有缺损质量问题，本社销售中心负责调换。

定　　价：39.80元　　　　　　　　　　　　　　版权所有　违者必究

序

  2015年7月国家标准化管理委员会批准发布了《家政服务 母婴生活护理服务质量规范》（GB/T 31771—2015）和《家政服务机构等级划分及评定》（GB/T 31772—2015）两项国家标准，意在对家政市场进行规范化管理。这是对家政行业的一次挑战，同时也是行业跨越式发展的一个良好契机。

  随着社会的发展，对家政行业尤其是月嫂及育婴服务的需求大幅增加，同时也提出了更高的要求。

  《家政服务 母婴生活护理服务质量规范》对不同级别护理服务的工作内容、护理技能及服务人员要求都做出了明确的规定，对母婴生活护理员（月嫂及育婴员等）提出了包括年龄、文化程度、服务技能、卫生习惯、职业培训等一系列基本要求，并将母婴生活护理服务分为一至五星级和金牌级共六级。《家政服务机构等级划分及评定》把家政服务机构从低到高划分为A、AA、AAA、AAAA、AAAAA五个星级，由国家标准化管理委员会下设的专门机构来进行打分、评级，最终按评定结果对各家服务机构挂牌。未来，消费者根据挂牌情况，就可以确认各家政服务机构的级别水准。

  针对市场的变化和新标准的实施，本套丛书作者，中国家庭服务业协会母婴生活护理专业委员会常务副主任、金贝贝母婴连锁机构（中国·深圳）创办人马水学组织相关专家编写了"就业金手指系列"丛书。丛书以新国标为准绳，详细论述了月嫂、育婴师、催乳师、家政服务员以及养老护理员的工作职责、工作标准及工作内容，该套丛书是作者十几年理论研究和实践应用成果的系统总结，强调理论研究与工作实际的紧密结合。

  本套丛书的出版，将有助于推动新标准在我国的推进和实施，对行业的发展起到积极的促进作用。

中国家庭服务业协会
母婴生活护理专业委员会主任

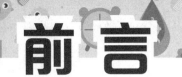

前言

　　全面放开二孩政策后，市场对家政行业月嫂服务的需求将增加，月嫂、育婴师等职业炙手可热，这对家政公司是一次新机遇。

　　《家政服务　母婴生活护理服务质量规范》（以下简称《规范》）和《家政服务机构等级划分及评定》两项国家标准对家政市场进行了进一步的规范。《规范》对不同级别护理服务的工作内容、护理技能及服务人员要求都做出了明确的规定，并将母婴生活护理服务分为一至五星级和金牌级共六级。自此月嫂服务有了标准化质量规范参考。

　　对于最高级别的金牌月嫂，国标设置了多条硬性指标，包括提供金牌服务的母婴生活护理员需要取得高级家政服务员、高级育婴师、中级营养配餐员资格证书（或同等级的相关资格证书），具备48个月以上的母婴生活护理服务工作经历，至少累计48个月客户满意无投诉，可以对产妇进行心理疏导，对新生儿和婴儿进行生活照料及生活保健。对于没有相应职业资格证书的金牌月嫂，标准要求更高：需具备72个月以上的母婴生活护理服务工作经历，累计72个月客户满意无投诉。

　　不论是家政服务机构还是家政从业人员，都应不断提升自己的服务水平和技能，应对市场的考验和挑战。家政服务是一项专业性、技能性很强的服务，需要多种知识和技能的综合运用，从目前家政从业人员来看，大部分年龄偏大，文化程度及技能偏低，她们虽会做一些家务，但与现代社会要求的规范的家政服务还有很大距离，因此，建立科学严密的家政培训体系是每个家政服务公司保证服务质量、促进企业发展的前提。通过提高师资水平，不断提升培训水平，完善培训内容，最大限度满足学员学习需求和社会需求，提升家政从业人员整体素质。

　　《跟金牌月嫂学护理（图解版）》一书分产妇护理和新生儿护理两个部分。产妇护理部分具体包括产妇饮食护理、产妇日常生活护理、产妇乳房护理、产妇常见疾病与不适的护理、产妇心理疏导与体形恢复、特殊产妇护理。新生儿护理部分具体包括新生儿喂养护理、新生儿日常护理、新生儿专项护理、新生儿保健护理。

　　全书图文并茂，浅显易懂。不仅为新手父母和学习月嫂服务的从业人员提供指引，更提供实操工作开展的步骤、方法、细节、技巧，可供新手父母和月嫂服务从业人员快速入门、快速成长！

全书以技能为本，立足岗位实际，遵循规范化、标准化原则，实现各种操作和技能的可复制性、可操作性，但又不失因地制宜的灵活性。全书模块化设置，内容实用性强，不仅让读者学到技能，而且能通过技能实现就业、稳定就业。

由于笔者水平有限，书中难免出现疏漏与缺憾，敬请读者批评指正。

本书图片由金贝贝母婴连锁机构提供，尼卡儿童摄影，书中人物由陈美华、李容、匡仲潇等扮演，摄影师吴利福。

编　者

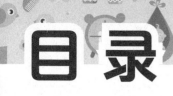

目录

第一部分　产妇护理

第二部分 新生儿护理

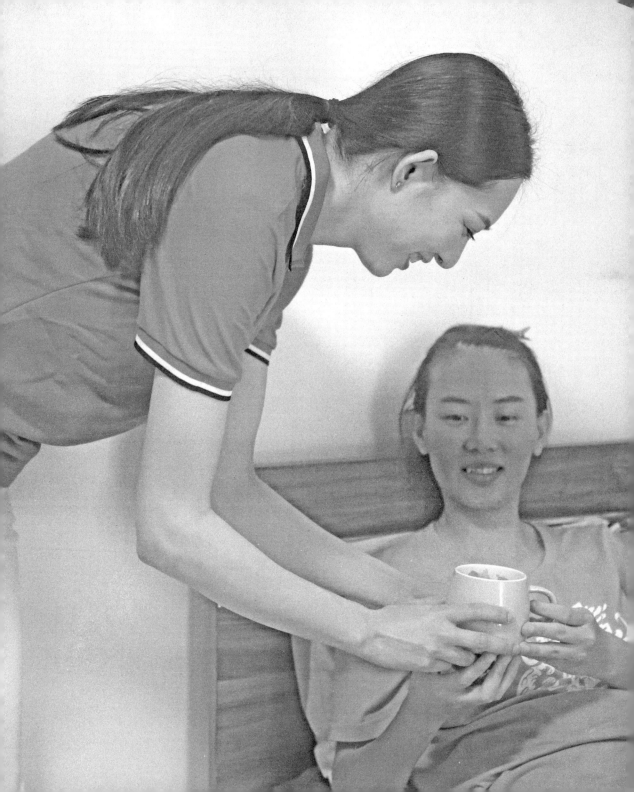

第一部分
产妇护理

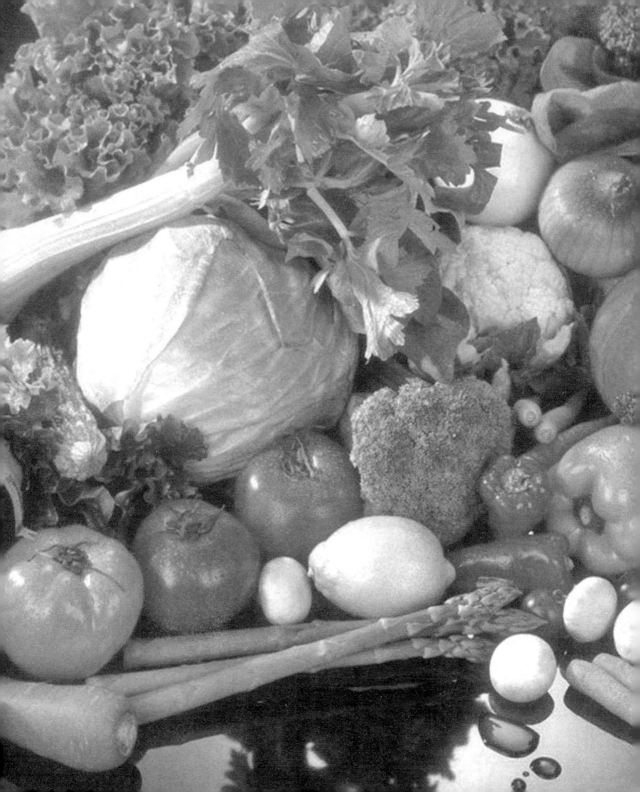

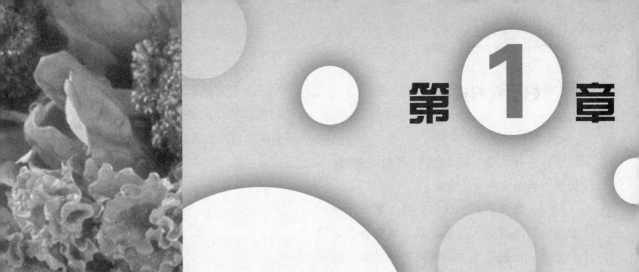

第 **1** 章

产妇
饮食护理

◎ 产妇饮食的安排

1.分娩当天的饮食安排

在分娩当天，月嫂应为产妇准备清淡、温热、易消化的稀软食物。

（1）顺产产妇的饮食安排。顺产的产妇由于体力消耗更大，出汗多，需要补充足够的液体，但在乳汁分泌顺畅之前，暂不要大量喝补汤，以免乳汁分泌过多堵塞乳腺管。有会阴伤口的产妇，需要在自解大便之后，才能恢复日常饮食，同时要保证每天大便的通畅。如有会阴Ⅲ度裂伤，需要无渣饮食一周后才可恢复普通饮食。

顺产产妇的产后第一餐，月嫂应为其准备温热、易消化的半流质食物，如米汤、稀释果汁、稀藕粉羹、蒸蛋羹、蛋花汤等；第二餐可基本恢复正常，但由于产后疲劳、胃肠功能差，仍应以清淡、稀软、易消化的食物为宜，如汤面、馄饨、小米粥、面片、蒸（煮、卧）鸡蛋等。

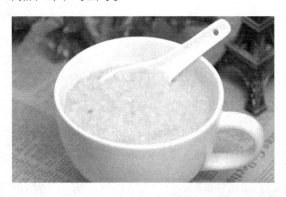

（2）剖宫产产妇的饮食安排。剖宫产的产妇需要禁食，等排气后再从流食、半流食，逐步恢复到日常饮食，在胃肠功能恢复前，不要食用牛奶、豆浆、浓糖水等易胀气的食物。

2.产后第1周的饮食安排

产后前三天，不要急于让产妇喝催奶汤（也称催乳汤），因为这时候大多数产妇的乳腺管还未完全畅通，如果乳汁分泌过多，反而会加重乳腺管的堵塞。月嫂可为产妇制作一些蛋花汤、鱼汤、蔬菜汤等较为清淡的汤。

剖宫产的产妇在术后第2天，可以吃些稀、软、烂的半流质食物，如蛋羹、烂面条等，每天吃4～5餐，以保证充足的营养。一般到产后第3天，就可以恢复正常饮食了。这时，大多数产妇的乳汁分泌已经顺畅，可以多补充一些营养丰富的汤水，但一定要少油、少盐。

> **护理经**
>
> 月嫂应提醒产妇不能只喝汤，应当连汤带肉一起吃，才能补充蛋白质等更多营养。

此外，我国民间有让产妇多吃鸡蛋的做法，产后是应该增加优质蛋白质的摄入，以满足哺乳的需要，但每天最多吃2～3个鸡蛋就足够了，还应均衡摄入谷类主食、鱼肉、禽肉、海产品、豆制品、蔬菜、牛奶等多种多样的营养物质，以满足产妇对热量、蛋白质和维生素、矿物质的特殊需求。

3.产后第2周的饮食安排

（1）月嫂应根据产妇乳汁分泌量，适当提高产妇能量摄入。从每日100～200千卡（泌乳200～300毫升），逐渐增加至每日500千卡。

（2）每天增加蛋白质的摄入，鱼、禽、（猪、羊、牛）肉、蛋、奶及大豆类等食物是优质蛋白质的良好来源。比如牛肉50克＋鱼50克＋牛奶200毫升就是很好的组合。

（3）多摄入动物肝、动物血、瘦肉等富含铁的食物，尽快补足分娩失血造成的铁不足，预防缺铁性贫血。

（4）多吃海产品，增加DHA、锌、碘的摄入，满足营养所需。

（5）每日钙摄入量以1000毫克为宜。比如牛奶500毫升＋虾皮5克＋蛋类50克＋豆腐100克＋绿叶菜200克＋鱼类（如鲫鱼）100克就是很好的组合。

（6）每日应摄入充足的汤水，满足乳汁分泌及汗液消耗。

（7）每天应摄入新鲜蔬菜及水果500克以上，可增加肠蠕动，防止便秘，促进乳汁分泌。除过于生冷和寒性水果不宜多吃外，室温下的各种水果都可以食用。

（8）避免集中摄入大量动物性食物，缺少粗粮、蔬菜、水果，从而导致蛋白质、脂肪摄入过量，而维生素、矿物质和膳食纤维摄入不足，营养不均衡。

4.产后第3～4周的饮食安排

到了这一阶段，产妇的肠胃功能经过半个月的休养，已经渐渐恢复，加之新生儿的胃口也大了，需要增加营养，可吃些猪蹄汤、鸡汤来促进乳汁分泌。

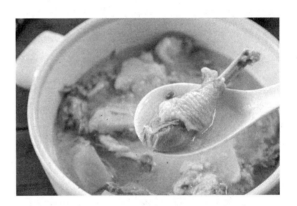

护理经

汤里如果油比较多，最好把上面一层油撇去再喝，防止乳汁脂肪含量过高造成新生儿消化不良甚至腹泻。

月嫂应注意，产妇在月子期间不能摄入过多食盐，但也不必忌盐。产妇全天摄入5克左右食盐是可以的，相当于平平的一啤酒瓶盖食盐。

◎ 月子里的营养食物

一般而言，凡含有营养的食物月子里均可食用，如各种肉类、蛋类、蔬菜、水果、豆制品等。

具体而言，下面一些食物不应缺少。

1. 鸡蛋

鸡蛋中蛋白质及铁含量较高，并含有许多其他营养素，且容易被人体吸收，还无明显的"滞胃"作用，对于产妇身体康复及乳汁的分泌很有好处。

鸡蛋的做法可采用多种形式，如蒸蛋、水煮蛋等，每日以2～3个为宜。一次吃得太多，胃肠吸收不全，对身体也无补益。

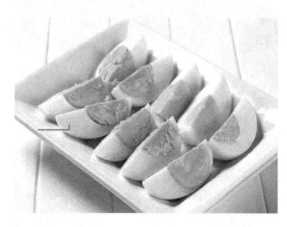

2. 营养汤

鸡汤味道鲜美，能促进食欲、增加乳汁分泌，且有利于产妇身体康复。鸡汤也可以与猪蹄汤、鲫鱼汤、排骨汤、牛肉汤等轮换食用。

3. 红糖

红糖含铁量比白糖高且红糖有活血作用，能促进产后瘀血排出及子宫恢复。

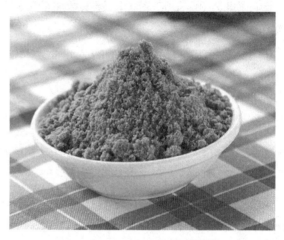

4. 新鲜水果

新鲜水果色鲜味美，能促进食欲，还具有助消化、助排泄作用。

5. 米粥

稀饭或小米粥除含多种营养成分外，还含纤维素，有利排便。米粥质烂，并含有较多水分，有利于消化、吸收。

6. 挂面

挂面营养较全面，在汤中加入鸡蛋，食用方便，富有营养且易消化。

7. 蔬菜

蔬菜含有多种维生素，产妇尤其要多食绿叶蔬菜。比如，西芹纤维丰富，多吃可预防产妇便秘；胡萝卜含丰富的维生素，是产妇的上佳菜肴；莲藕排骨汤味道鲜美，适宜产妇食用。

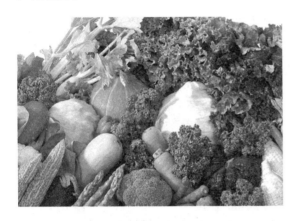

8. 芝麻

芝麻含钙高，多吃可预防产后钙质流失及便秘。

9. 花生

花生能养血、止血，具有滋养作用，可做成花生粥食用。

10. 生姜

在分娩后的第一周，熬红枣汤可加两片生姜，帮助产妇子宫内恶露的排出，冬天可以抵御寒气，夏天还可以预防中暑。生姜有促进血液循环、提神、健脑的作用。

 护理经

在热水里加入熬过的姜汤，产妇用这样的生姜热水洗头、擦身、洗脚，有利于产妇身体恢复。

11. 海参

海参不含胆固醇，蛋白质含量高，较适合产后虚弱、消瘦乏力、肾虚水肿者食用。

12. 糯米

糯米性味甘平，补中益气，适合产后需要调理滋补的产妇。

13. 牛奶

产妇一般每天至少应喝500毫升牛奶。产妇每天喝牛奶有利于身体尽快康复，能增强营养，防止钙质流失。

14. 桂圆

桂圆是产后滋补的佳品，可针对产后气血不足导致的体弱、乏力、胃纳差、失眠等进行补益，促进产后恢复，如可做成桂圆大枣粥等食用。

◎ 月子期健康饮食的原则

据营养医生推荐，产妇产后饮食应以精、杂、稀、软为主要原则。

1.精

精是指量不宜过多。产后过量的饮食会让产妇在孕期体重增加的基础上进一步肥胖，对于产后的恢复并无益处。如果是母乳喂养新生儿，奶水很多，食量可以比孕期稍增，最多增加1/5的量；如果奶量正好够宝宝吃，则食量与孕期等量亦可；如果没有奶水或是不准备母乳喂养，食量需和非孕期相差不多。

2.杂

杂是指食物品种多样化。产后饮食虽有讲究，但忌口不宜过，荤素搭配还是很重要的。除了明确对身体无益的，和吃后可能会过敏的食物外，荤素菜的品种应尽量丰富多样。

 护理经

进食的品种越丰富，营养越均衡和全面。

3.稀

稀是指水分要多一些。乳汁的分泌是产妇需要补水的原因之一；此外，产妇大多出汗较多，体表的水分挥发也大于平时。因此，产妇饮食中的水分可以多一点，如多喝汤、牛奶、粥等。

4.软

软是指食物烹饪方式应以细软为主。产妇的饭要煮得软一点，少吃油炸的食物，少吃带壳坚硬的食物。由于体力透支，很多产妇会有牙齿松动的情况，如果食用过硬的食物，一方面对牙齿不好，另外一方面也不利于消化吸收。

 相关链接

产妇膳食指南

产妇既要分泌乳汁、哺育新生儿，还需要逐步补偿妊娠、分娩时的营养素损耗并促进各器官、系统功能的恢复，因此比非哺乳妇女需要更多的营养。《中国哺乳期妇女膳食指南（2016）》在一般人群膳食指南的基础上增加以下5条关键推荐。

（1）增加富含优质蛋白质及维生素A的动物性食物和海产品，选用碘盐。

（2）产褥期食物多样不过量，重视整个哺乳期营养。

（3）愉悦心情，充足睡眠，促进乳汁分泌。

（4）坚持哺乳，适度运动，逐步恢复适宜体重。

（5）忌烟酒，避免浓茶和咖啡。

一般来说，只要把握住以上产褥期营养原则，就可以规避许多常见于产褥期的营养不良，避免营养失衡。

◎ 产妇饮食忌讳

产妇由于分娩消耗大量体力，分娩后体内激素水平大大下降，新生儿和胎盘的娩出，都使得产妇代谢降低，体质改变。因此，产后饮食要特别注意以下12点。

1.忌过早大量喝汤

如果孩子刚刚出生就让产妇大量喝汤，容易使产妇大量分泌奶水，而刚刚出生的新生儿胃容量小，吸吮力较差，吃得也少，过多的奶水会瘀滞于乳腺导管中，导致乳房发生胀痛。加之产妇的乳头比较娇嫩，容易发生破损，一旦被细菌侵入就会引起乳腺感染，乳房出现红、肿、热、痛，甚至化脓，不仅造成产妇痛苦，还会影响正常哺乳。

产后也不宜过早催乳，产妇可以在分娩1周后逐渐增加喝汤的量，以适应新生儿进食量渐增的需要。

 护理经

即使在产妇分娩1周后，产妇也不可无限制地喝汤，正确做法是以不引起乳房胀痛为原则。

2.忌给产妇喝浓汤

喝高脂肪的浓汤易影响产妇的食欲和体形。同时，高脂肪饮食也会增加乳汁中的脂肪含量，使新生儿不能耐受和吸收而引起腹泻。

因此，产妇宜喝些低脂肪、有营养的荤汤和素汤，如鱼汤、蔬菜汤、面汤等，以满足母婴对各种营养素的需要。

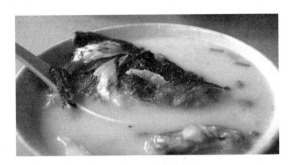

3.忌喝红糖水太多、太久

产妇产后喝红糖水有利于促进恶露排出，有利于子宫复位，但若饮用红糖水过多，容易损坏产妇的牙齿。

产妇在产后喝红糖水的时间以7～10天为宜。

4.忌月子里饮用茶水

月子里的产妇不宜喝茶水。茶叶中含有的咖啡因，在饮用后会刺激大脑兴奋，使人不容易入睡，影响睡眠，不利于产妇的身体恢复。

同时，茶水里的咖啡因还有可能通过乳汁进入新生儿体内，给新生儿带来不利影响。

正确的做法是不给产妇泡茶水，若产妇执意要喝，月嫂要耐心地向她讲解茶水对新生儿的影响。

护理经

月嫂可准备一些新鲜果汁及清汤，这对产妇是一种很好的饮料，其中既富含维生素，又富含矿物质，可以促进产妇身体恢复。

5.尽量不吃巧克力

巧克力中所含的可可碱能够进入母乳，通过哺乳被新生儿吸收并蓄积在体内。久而久之，可可碱会损伤新生儿的神经系统和心脏，并使肌肉松弛，排尿量增加，导致新生儿消化不良，睡觉不稳，经常爱哭闹。

不过，产妇在哺乳期间偶尔品尝一点巧克力还是可以的，但不宜经常食用，若产妇经常食用，月嫂则要耐心劝解。

6.忌刚生产完就节食减肥

刚生产完就迫不及待地节食，这种做法不仅损害产妇自身的健康，不利于身体康复，而且也不能保证为新生儿提供足够的母乳。

另外，节食会使产妇不能保证每天吃到各种营养丰富的食物，使身体保持一定的热量，从而不能满足新生儿的营养需要，也不能保证自身的康复。

因此，产后不宜采取节食的方法减肥，特别是哺乳者。如果体重过重，月嫂可以辅

导其进行锻炼，或者建议其在专业人士指导下进行适宜的健身锻炼。而在饮食上，则多做一些营养均衡的菜品，以利于产妇身体恢复。

7.忌吃硬、咸、生冷食物

产妇在产后身体虚弱，活动量较小，吃硬食容易造成消化不良；咸食中含盐较多，容易引起产妇体内水钠潴留，造成浮肿；夏季坐月子，产妇产后过早食用冰淇淋、冰镇饮料和过凉的拌菜等，不仅会影响牙齿和消化功能，还容易损伤脾胃，不利于恶露排出。

正确的做法是不要为产妇提供过硬、过凉的饮食或过咸的食物。

 护理经

也不可完全忌盐，产后排汗、排尿增多，体内盐分流失增多，需要摄取适量的盐，所以在菜和汤里还是要加适量的盐，但以清淡为宜。

8.忌食辛辣等刺激性食物

刺激性食物可能影响产妇胃肠功能，引发产妇内热，口舌生疮，并可造成大便秘结或痔疮发作。

9.忌营养单一或过饱

产妇不能挑食、偏食，要做到食物多样

化，粗细、荤素搭配，合理营养。由于产妇胃肠功能较弱，过饱不仅会影响胃口，还会妨碍消化功能。因此，产妇要做到少食多餐，每日可由平时3餐增至5～6餐。

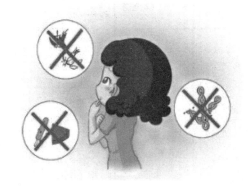

 护理经

采用少食多餐的原则，既保证营养，又不增加胃肠负担，让身体慢慢恢复。

10.哺乳者忌食大麦及其制品

大麦芽、麦乳精、麦芽糖等食物有回乳作用，故产后哺乳期应忌食。

11.忌吸烟喝酒

烟酒都有较强的刺激性，吸烟可导致乳汁减少，烟中的尼古丁等多种有毒物质也会侵入乳汁中，新生儿吃了这样的乳汁，生长发育会受到影响。

产妇饮酒时，酒精会进入乳汁，可引起

新生儿沉睡、触觉迟钝、多汗等症状，有损新生儿健康。

12.忌产后服用鹿茸

鹿茸具有补肾壮阳、益精养血的功效，对于子宫虚冷、不孕等妇科阳虚病症具有一定作用。但产妇在产后容易阴虚亏损、阴血不足、阳气偏旺，如果服用鹿茸会导致阳气更旺、阴气更损。所以，在饮食方面，千万要注意不要为产妇准备鹿茸。有的老人会认为产妇身体虚弱，需在鸡汤、骨头汤中加一些鹿茸，月嫂一定要劝阻，告知他们其中的道理，同时，劝产妇在中医指导下服用一些适宜的药膳或保健品调理体质。

 护理经

盲目地进食补药和补品，不但不能帮助产妇身体恢复，而且还有可能使产妇出现便秘、牙龈出血、口臭等不良症状。

◎月子餐制作

月子餐的制作主要分为2个步骤，即制作前的准备工作以及菜肴制作。

1.制作前的准备工作

（1）制定月子餐菜谱。产妇在坐月子期间，除了要补充足够的营养促进产后体力的恢复外，还要喂哺新生儿，因此需要均衡的营养素、多量的汤汁、多样化的主食、丰富的水果蔬菜。

另外，由于产妇不定时哺乳，还需要每日增加就餐的次数，一般为每日6餐，可分为早、中、晚3次主餐和上午10点、下午3点、晚上8点3次加餐。中、晚餐可搭配一荤一素一汤，加餐可选择小点心、水果等，早餐和晚上加餐可以选择各种粥和馄饨等，每天的主食可以多种变化。

月嫂可以按照以上原则，并根据产妇的口味来制定月子餐的食谱。

下面分阶段列举月子期间制定的食谱。

① 第1周（1～7天）。产后第1周为代谢排毒周，护理目标是排除体内的废血（恶露）、废水、废气及陈旧废物，促进伤口的愈合。

产后最初几天，产妇似乎对"吃"提不起兴趣，因为身体虚弱，胃口很差，如果盲目地补，只会适得其反。所以，在产后第1周里，适宜清淡的饮食。

本阶段的重点是开胃而不是滋补，产妇胃口好，才能食之有味，吸收才能好。

此周的食谱见下表。

第1周食谱

类别	菜单	功效
月子主菜	麻油猪肝、麻油猪心	利于恶露排出

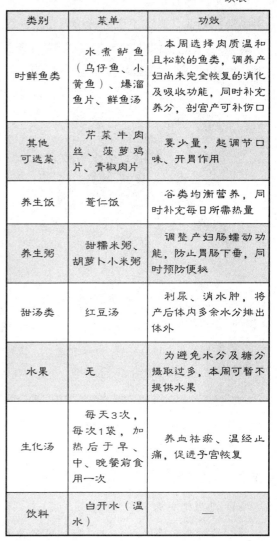

类别	菜单	功效
时鲜鱼类	水煮鲈鱼（乌仔鱼、小黄鱼）、爆溜鱼片、鲜鱼汤	本周选择肉质温和且松软的鱼类，调养产妇尚未完全恢复的消化及吸收功能，同时补充养分，剖宫产可补伤口
其他可选菜	芹菜牛肉丝、菠萝鸡片、青椒肉片	要少量，起调节口味、开胃作用
养生饭	薏仁饭	谷类均衡营养，同时补充每日所需热量
养生粥	甜糯米粥、胡萝卜小米粥	调整产妇肠蠕动功能，防止胃肠下垂，同时预防便秘
甜汤类	红豆汤	利尿、消水肿，将产后体内多余水分排出体外
水果	无	为避免水分及糖分摄取过多，本周可暂不提供水果
生化汤	每天3次，每次1袋，加热后于早、中、晚餐前食用一次	养血祛瘀、温经止痛，促进子宫恢复
饮料	白开水（温水）	—

② 第2周。第2周护理目标是收缩子宫与骨盆腔，着重腰骨复原、骨盆腔复旧，促进新陈代谢，预防腰酸背痛，促进产后瘦身。

进入月子的第二周，剖宫产妇的伤口基本上愈合了，经过上一周的精心调理，胃口应该明显好转。这时可以开始尽量多食补血食物，调理气血。此周的食谱见下表。

第2周食谱

类别	菜单	功效
月子主餐	麻油猪腰、杜仲猪腰	利于恶露排出；调养腰酸背痛，促进收缩骨盆腔及子宫，有助于产妇新陈代谢
时鲜鱼类	清蒸鲈鱼（鳕鱼、乌仔鱼、小黄鱼）、爆溜鱼片、枸杞红枣蒸鲫鱼	本周选择肉质温和且松软的鱼类，调养产妇尚未完全恢复的消化及吸收功能，同时补充养分
其他可选菜	发菜素鸡丝、干贝芦笋	少量，起调节口味、开胃作用
养生饭	薏仁饭、油饭、甜糯米饭	谷类均衡营养，同时补充每日所需热量
养生粥	甜糯米粥、山楂粥、龙眼肉煮粥、四神粥	调整产妇肠蠕动功能，防止胃肠下垂，同时预防便秘
甜汤类	红豆汤、番瓜绿豆汤	利尿、消水肿，将产后体内多余水分完全排出体外
汤类	阿胶猪肉汤、鲜鱼汤、生姜甜醋猪脚汤	富含胶质，促进乳汁分泌，提供新生儿足够的养分（母乳喂养者适用）

续表

类别	菜单	功效
蛋类	—	补充蛋白质
蔬菜	红色蔬菜，如胡萝卜或红苋菜	提供纤维素，促进消化，预防便秘
饮料	白开水（温水）	—

 护理经

本周饮食虽仍然以清淡为主，但也可以适当地选择一些进补的食物，以滋补肠胃，促进恢复，可以适当有选择地进行营养的补充。

③ 第3 ～ 4周。第3 ～ 4周为滋补进养周，护理目标是补充营养、调养体力、补血、理气、预防老化，帮助女性恢复肌肤的光滑与弹性。

经过第1周的"排泄"及第2周的"收缩"后，第3周起可以开始吃培养产后体力的调养品并进行催奶。

此周食谱见下表。

第3 ～ 4周食谱

类别	菜单	功效
月子主食	麻油鸡、腰果鸡丁、清蒸大虾、栗子鸡、茯苓莲子鸡、麻油虾、当归黄芪鸡、黄酒蒸虾、花生炖猪蹄	补充蛋白质，补气、补血，增加产妇体力及抵抗力

续表

类别	菜单	功效
时鲜鱼类	枸杞蒸鲈鱼、西芹炒鱼片、糖醋鱼片、木瓜烧带鱼	选择鱼类补充养分
其他可选菜	青豆虾仁、芦笋炒虾仁、肉丸花菜、红椒腰果炒鸡丁、鸡胗炒肉片、香菇炒牛柳、冬菇鸡翅、金针鳝背、芝麻小白菜、海米炒豆芽、马铃薯烧牛肉、香菇烩豆腐	荤素搭配，全面均衡营养；时鲜蔬菜根据季节调整，提供纤维质，促进消化，预防便秘
养生饭	薏仁饭、五谷杂粮饭、油饭、紫米饭	谷类均衡营养，同时补充每日所需热量
养生粥	地瓜粥、瘦肉粥、红豆蜜枣粥、花生大米粥、干贝鱼片粥、桂圆粥、鹌鹑粥、四神粥、粳米红枣粥	调整产妇肠蠕动功能，防止胃肠下垂，同时预防便秘
汤类	猪蹄芡白汤、玉米排骨汤、通草鲫鱼汤、当归牛腩汤、乌鸡白凤尾菇汤、当归牛腩汤、火腿冬瓜汤	富含胶质，促进乳汁分泌，提供新生儿足够的养分（母乳喂养者适用）
甜汤类	红豆汤、番瓜绿豆汤	利尿、消水肿，将产后体内多余水分排出体外
水果	苹果、猕猴桃、梨、橙、草莓、葡萄等	属性温和类时令水果轮替更换
饮料	白开水（温水）	—

 护理经

　　第3周开始至哺乳期结束，菜谱以品种丰富、营养全面为主。

　　（2）采购。要选择没有农药污染的绿色蔬菜、水果，并在正规商场里购买经过检疫的肉类。

　　2.制作

　　照顾产妇的饮食既要考虑营养，也要注重卫生。因此，月嫂在制作过程中，要注意以下事项。

　　（1）加工食材时，刀具、菜板、容器等要做到生、熟分开。

　　（2）加工好的半成品或熟菜放入冰箱前应覆膜加盖，取出食用前要重新加热消毒。最好现做现吃。

　　（3）烹饪方法要多采用充分加热的清蒸、炖、煮，少用煎、炸、烤、烙等，避免对食材的反复与过度加工，从而造成营养损失。

　　（4）少制作凉拌菜，如需采用，一定要确保卫生。

　　（5）炒菜时应注意色、香、味俱全，既有营养又能使产妇享受到就餐的快乐。

　　下面介绍18款常见月子餐的制作方法。

麻油猪肝

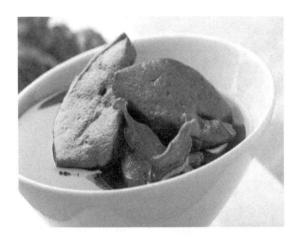

材料:

猪肝四两，麻油三大匙，老姜片8～10片，米酒水300毫升。

做法:

猪肝切成约半厘米厚的片状，姜片以麻油爆香，放入猪肝煎八分熟，煎熟的猪肝先沥干油分捞起，将米酒水倒入煮滚约五分钟（如是剖宫产者，需以小火煮到米酒量剩约一半），再将刚刚捞起的猪肝放进米酒水里煮约一分钟，即可趁热吃。

功效:

有利于收缩子宫。

水煮鲈鱼

材料:

鲈鱼1条（约150克），带皮老姜15克，纯胡麻油60毫升，米酒水500毫升。

做法:

鱼洗净，老姜刷干净后连皮一起切成薄片；将麻油倒入锅内，用大火烧热；放入老姜，转小火，爆香至姜片的两面均"皱"起来，呈褐色，但不焦黑；转大火，加入鱼，煎鱼块，并加米酒水煮开，加盖转小火再煮到鱼汤变白即可，一般五分钟后熄火即可食用。

功效:

鲈鱼对少乳症有一定效果。产妇吃鲈鱼既补身又不易造成营养过剩。

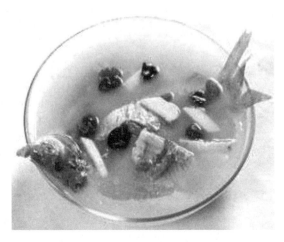

芹菜牛肉丝

材料：

牛肉150克，芹菜2棵，酱油、水淀粉、白糖、盐、葱末、姜丝各适量。

做法：

牛肉洗干净，切成细丝，加酱油、水淀粉腌制1小时左右；芹菜去叶、根，洗净，切段；热锅放油，下姜末和葱丝煸香后，加入腌好的牛肉丝和芹菜段翻炒，可适当加一点油水；最后放入适量盐和白糖，出锅即可。

功效：

牛肉和芹菜都含有丰富的铁质，适合产妇食用，而且其鲜嫩的颜色也能让产妇胃口大开。

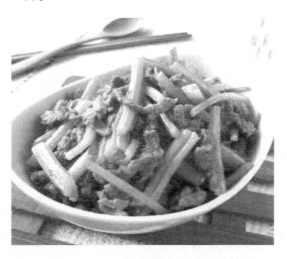

杜仲猪腰

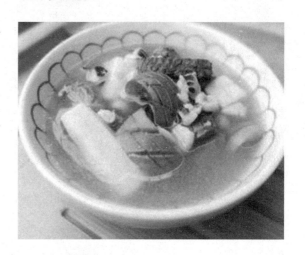

材料：

猪腰两个，杜仲粉3钱，姜片、麻油、米酒水适量。

做法：

猪腰洗净，切成小片；热锅入麻油及姜片爆香然后入猪腰大火快炒，并加入米酒水续煮约一分钟；起锅前加入杜仲粉拌匀即可。

功效：

杜仲有补益腰肾、滋润肝脏、强壮筋骨的功效，有利于骨盆的恢复。产妇产后第8天起可开始吃，一天的量为3钱，可装入胶囊中，或磨成粉状与炒腰子同食。顺产者吃1周即可，剖宫产者可吃2～3周。

枸杞红枣蒸鲫鱼

材料：

鲫鱼1条，枸杞子15粒，红枣2～3颗，葱姜汁、盐、清汤、醋各适量。

做法：

将鲫鱼去鳞、鳃及内脏，洗干净，用开水烫一下，再用温水冲一遍；鲫鱼腹中放入红枣，再将鲫鱼放入汤盘内，倒进枸杞子、醋、清汤、葱姜汁，撒入适量盐；把汤盘入蒸锅内蒸20分钟左右即可。

功效：

鲫鱼不仅有通乳效果，而且肉质细嫩，对产妇补虚养身也有很好的效果，搭配红枣和枸杞子，还有很好的补血养肝的作用。

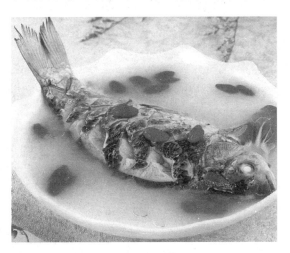

麻油鸡

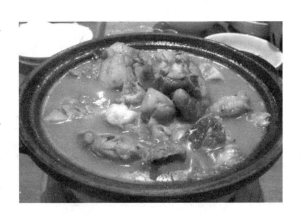

材料：

鸡1只，带皮老姜、米酒水、纯麻油适量。

做法：

鸡去内脏与爪，鸡肉洗净，切块，老姜刷干净，连皮一起切成薄片；将麻油倒入锅内，用大火烧热；放入老姜，转小火，爆香至姜片的两面均"皱"起来，呈褐色，但不焦黑；转大火，将切块的全鸡放入锅中炒，直到鸡肉约七分熟；将已备好的米酒水由锅的四周往中间淋，全部倒入后，盖锅盖煮，沸腾后即转为小火，再煮30～40分钟即可。

功效：

麻油鸡具有滋阴补血、驱寒除湿的作用，适合生产后妇女食用，有利于促进母乳分泌。

木瓜烧带鱼

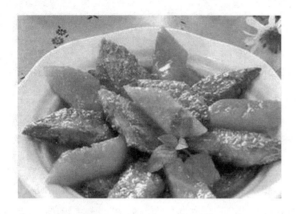

材料：

鲜带鱼350克，生木瓜400克，葱段、姜片、醋、精盐、酱油、米酒水各适量。

做法：

将带鱼去鳃、内脏，洗净，切成3厘米长的段；生木瓜洗净，削去瓜核，切成3厘米长、2厘米厚的块；砂锅置火上，加入适量清水，带鱼、木瓜块、葱段、姜片、醋、精盐、酱油、米酒水，烧至熟即成。

功效：

此菜具有养阴、补虚、通乳作用，适于产后乳汁缺乏者食用。

土豆烧牛肉

材料：

牛肉500克，土豆300克，葱、姜、米酒水各适量。

做法：

将牛肉切成约3厘米见方的块，土豆去皮切成滚刀块；炒锅置旺火上，下油烧热，放葱、姜、牛肉块炒香，加盐、酱油略炒；加米酒水（与牛肉相平），旺火烧熟，撇去浮沫；改用小火焖至快烂时，加土豆，继续焖至牛肉软烂即可。

功效：

本品适合气血虚弱体质、病后虚弱、术后调养、妇女产后食用。

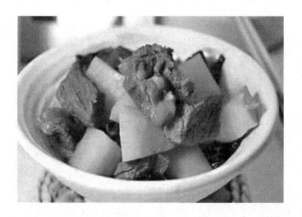

生姜甜醋猪蹄汤

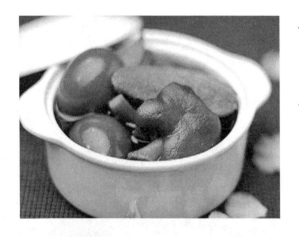

材料：

猪蹄1只（斩件），冰糖1小块，生姜250克，甜醋适量。

做法：

猪蹄去毛后斩件，用沸水煮5分钟；将生姜刮皮、拍裂连同猪蹄放入瓦煲中，加醋；煮沸后，改用文火煲2小时，下冰糖调味即成。

功效：

产后血虚、食欲减退、手脚冰冷，用生姜、甜醋煲猪蹄汤饮用，可增进食欲，兼能健胃散寒、温经补血，是产妇上佳滋补汤水。

鲫鱼通草汤

材料：

鲫鱼500克，通草6克，姜片，麻油。

做法：

鲫鱼去鳞去腮，洗净后悬挂晾干（或者用厨房纸擦干）；再用油煎至两面金黄；汤煲里面加入姜片、通草，放入鲫鱼后再加500毫升水；大火烧开后，小火炖至汤色发白，吃前根据口味放适量盐即可。

功效：

鲫鱼有和中补虚、渗湿利水、温中下气等功效，一般煮汤食效佳，不宜直接煎炸食之。适合于产妇食用。

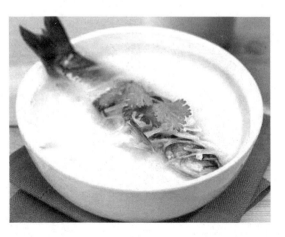

生化汤

材料：

当归（全）40克，川芎30克，桃仁（去心）25克，烤老姜25克，灸苹（蜜甘草）25克，米酒水1050毫升。

做法：

米酒水（煮过，已挥发掉酒精）700毫升，加入以上材料，慢火加盖煮1小时左右，约剩200毫升，这是第1次，汤倒出，备用；第2次再加入米酒水350毫升，和第1次煮法相同，约剩100毫升；将第1次和第2次的汤加在一起共300毫升搅匀；1日内分3次以上喝完（可放在保温壶内，当茶喝，1次1口，分数次喝完）。

功效：

活血化瘀、排除恶露、收缩子宫。

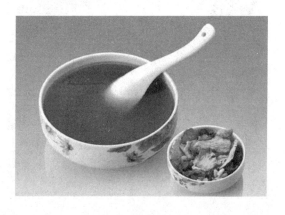

番瓜绿豆汤

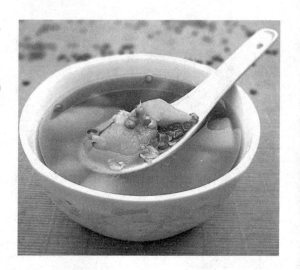

材料：

番瓜450克，绿豆200克，薏米30克，米酒水、红糖适量。

做法：

将番瓜洗净，去瓤、籽后切成块；将番瓜块与洗净的绿豆、薏米同时放入锅中，加米酒水适量，用大火烧开后转用小火慢炖至绿豆酥烂，加入红糖调味即成。

功效：

绿豆具有清热解毒、消暑除烦、止渴健胃、利水消肿的功效，与番瓜同煮，可清热解暑、利尿通淋，非常适合于夏季产妇饮用。

甜糯米粥

材料：

糯米150克，福圆（龙眼）肉100克，米酒水2000毫升，红糖适量。

做法：

将糯米与福圆肉放入米酒水，加盖泡8小时；将已泡过的材料以大火煮滚后，加盖改以小火煮1小时；熄火，加入适量红糖搅拌后即可食用。

功效：

可促进肠蠕动，有预防便秘的效果，但糯米较难消化，不可一次吃太多。

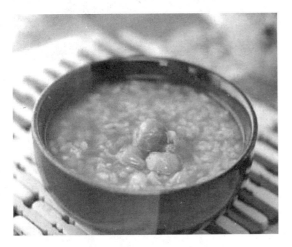

胡萝卜小米粥

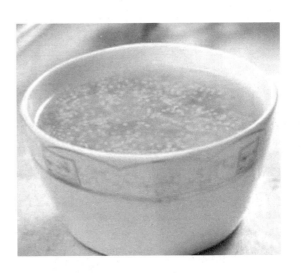

材料：

胡萝卜半根，小米适量。

做法：

小米淘洗干净；胡萝卜洗净，切丁；将小米和胡萝卜放入锅中，加适量清水，大火煮沸，然后转小火煮至胡萝卜绵软，小米开花即可。

功效：

小米熬粥营养价值丰富，与胡萝卜同食，可滋阴养血。同时，胡萝卜和小米同煮后特有的甜香能促进没有食欲的产妇胃口好转。

四神粥

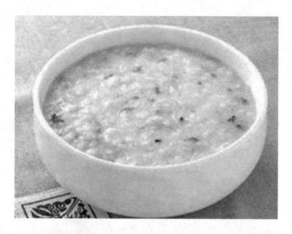

材料：

莲子5钱，芡实4钱，薏仁1两，新鲜淮山药1两半，茯苓4钱。

做法：

莲子、芡实、薏仁用水洗净后浸泡2小时；茯苓捣碎磨成细粉状；莲子、芡实、薏仁可先以电锅炖煮熟软；加入切小块的新鲜淮山药及茯苓粉末，边煮边搅拌，待山药熟软即可。

功效：

可以改善消化系统，强健脾胃，促进食欲及增强免疫力，对肠胃不适者有一定效果。

粳米红枣粥

材料：

粳米100克，红枣20枚，冰糖适量。

做法：

将粳米淘净，放盛器内，加冰糖、红枣，煮成粥即可。

功效：

健脾、补血。

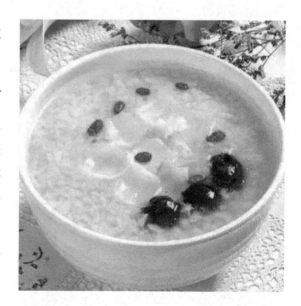

甜糯米饭

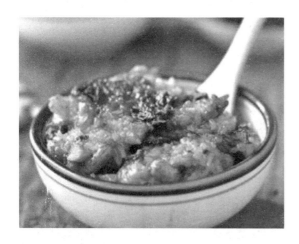

材料：

圆糯米、桂圆肉、枸杞、葡萄干，糖、黑麻油、米酒水少许。

做法：

将圆糯米洗净，桂圆肉切小片备用；然后所有材料入锅，再加入米酒水，一起蒸熟；最后，拌入适量糖和黑麻油调匀，趁热食用即可。

功效：

产后第二周，产妇可以适量糯米为主食，若加上米酒水和桂圆肉、葡萄干等，不但会增加香味，而且还可以补充生产时所消耗的体力。

五谷杂粮饭

材料：

大米、燕麦片、小米、玉米、土豆、胡萝卜、五花肉、豌豆。

做法：

豌豆洗净，玉米剥下颗粒，土豆、胡萝卜去皮切成小丁；五花肉洗净切成小条放入锅中，小火煸出油分至表面金黄，加入少许生抽上色；大米、小米、燕麦混合，淘洗干净，先加入平时煮饭的水量，再加入豌豆、玉米、土豆、胡萝卜；加入煸香的五花肉，调入适量食盐，搅拌均匀，放入电饭锅里煮熟后，撒上适量葱花轻轻拌匀即可。

功效：

营养丰富。

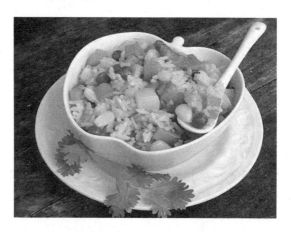

◎ 不同体质产妇的饮食安排

不同体质产妇的饮食也有所不同，月嫂在照顾产妇饮食的时候，要注意观察产妇的体质情况，并据此提供个性化的服务。

1. 中性体质

（1）中性体质产妇的特性。无不适感觉，无特殊经常发作的疾病；精神饱满，面色红润，食欲好，睡眠佳，大小便正常；舌质淡红，苔薄白，脉平。

（2）适用食物。饮食上较容易选择，可遵医嘱以食补与药补交叉进行。如果补了之后口干、口苦或长痘，就停止药补，吃些较降火的蔬菜，也可以喝一小杯不凉的纯柳橙汁或纯葡萄汁。

护理经

中性体质的产妇饮食有很多选择，大部分适合月子里吃的东西都可以食用。只是注意控制好量，以免体质转化成热性或者寒性体质。

2. 寒性体质

（1）寒性体质产妇的特性。寒性体质是指当人体脏腑功能失调时，易引起体内阴气过剩、寒从内生的一种表现，常出现面色苍白，怕冷或四肢冰冷，口淡不渴，大便稀软，尿频、量多色淡，痰清，涕清稀，舌苔白，易感冒。

（2）适用食物。这种体质的产妇肠胃虚寒、气血循环不良，应吃较为温补的食物，如麻油鸡、四物汤、四物鸡或十全大补汤等，原则上不能太油，以免引起腹泻。炖汤时可遵医嘱适当加些当归、黄芪、桂圆等食材。

护理经

遵医嘱食用温补的食物或药补可促进血液循环，达到气血双补的目的，而且筋骨较不易扭伤，腰背也不易酸痛。

（3）宜食水果。水果宜食荔枝、龙眼、苹果、草莓、樱桃、葡萄。

（4）忌食食物。忌食任何寒凉果蔬，如西瓜、木瓜、柚子、梨、杨桃、橘子、香瓜、哈密瓜、番茄等。

护理经

即使在夏天也不要喝冷饮或吃刚从冰箱里拿出来的水果。

下面介绍4道适合寒性体质产妇月子餐的做法。

黑豆乌鸡汤

材料:

黑豆150克,乌骨鸡1只,枣(干)10个,食盐适量,姜5克。

做法:

将处理好的乌鸡洗净备用;黑豆放入铁锅中干炒至豆衣裂开,再用清水洗净,晾干备用;将红枣、生姜分别洗净,红枣去核,生姜刮皮切片,备用。加清水适量于锅中,用猛火烧沸,放入黑豆、乌鸡、红枣和生姜,改用中火继续煲约3小时,加入适量盐即可。

功效:

黑豆有滋补肝肾、活血补血、丰肌泽肤等功效,乌鸡健脾补中、养阴退热,红枣健脾和胃、益气生津。

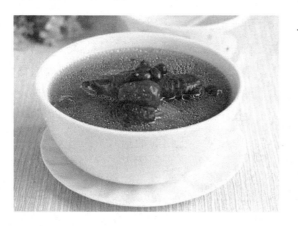

四物汤

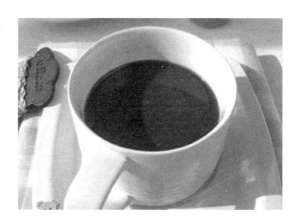

材料:

当归10克,川芎10克,熟地黄10克,白芍10克。

做法:

所有材料都放入焖烧锅;加入适量的水;煮熟后再焖约10分钟,即可食用。

功效:

活血化瘀,气血双补。

四物汤炖鸡

材料：

乌骨鸡半只（或鸡腿2支），四物汤一贴，老姜几片，米酒（视个人喜好增减），盐少许。

做法：

鸡洗净切块，放入滚水煮5分钟后捞出鸡块备用；四物汤放6碗水，大火煮滚后转小火熬约50分钟，去除药渣留汤备用；电锅外锅放1杯水，内锅放入鸡块和四物汤，再加入姜、米酒；按下开关开始煮，开关跳起后再多焖10分钟；食用前加入盐少许，即可饮用。

功效：

促进血液循环，滋阴养肝。

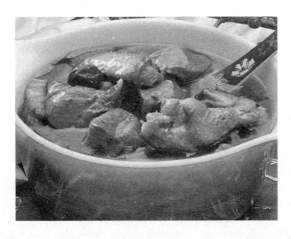

当归生姜羊肉煲汤

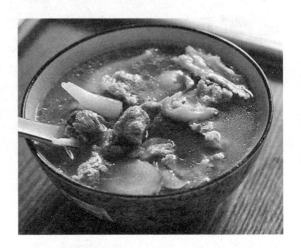

材料：

羊肉400克，老姜30克，当归2克，月子酒150克（视个人喜好添加），葱、盐适量。

做法：

羊肉洗净、切块，用热水烫过，去掉血沫，沥干备用；生姜用清水洗净，切片备用；当归洗净，在热水中浸泡30分钟，然后切薄片，浸泡的水不要倒掉，用泡过当归的水煲汤，营养才不会流失；将羊肉块放入锅内，加入生姜片、当归、月子酒、葱段和当归水，小火煲2小时；出锅前加盐调味即可。

功效：

补气养血，温中暖肾。

3.热性体质

（1）热性体质产妇的特性。热性体质的典型特征是面红目赤，怕热，四肢或手心、足心热，爱喝水但又口干或口苦，大便干硬或便秘，痰涕黄稠，尿量少、色黄赤、味臭，舌苔黄或干，舌质红赤，易口舌生疮，易长痘疮或痔疮等。

（2）适用食物。热性体质宜用食物来滋补，如山药鸡、黑糯米、鱼汤、排骨汤等，蔬菜类可选丝瓜、冬瓜、莲藕等，或吃青菜豆腐汤，以降低火气。特别是清淡多汁的食物比较容易消化吸收，而且可以补充水分，消除体内的热气，缓解燥热。

荔枝、龙眼、苹果等不宜多吃，可以少量吃些柳橙、草莓、樱桃、葡萄。

 护理经

> 热性体质产妇不宜多吃麻油鸡；煮麻油鸡时，姜及麻油用量要减少，酒也要少用。

热性体质的产妇在进补时，可以搭配一些具有清热作用的食材，如羊肉配萝卜、糯米配藕，这样做不但能够中和热性，而且不会降低滋补功效，一举两得。

下面介绍5道针对热性体质产妇月子餐的制作方法。

山药炖鸡

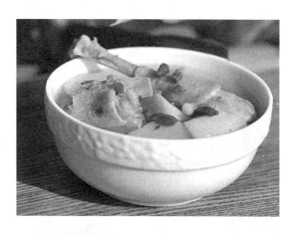

材料：

母鸡1只，山药200克，枸杞少量，食盐、姜、胡椒粉、细香葱、植物油适量。

做法：

将鸡切成块，铁棍山药切成滚刀块，准备好姜片；锅中放少许植物油，将鸡块和姜片放入；翻炒鸡块，直至鸡块变色，鸡肉收紧鸡皮微微焦黄；将炒好的鸡块放入慢炖锅中，加入适量的开水，放入铁棍山药块；加盖，小火慢炖2个小时；最后加入盐、胡椒粉等调味，放入适量的枸杞子即可。

功效：

此汤具有健脾、厚肠胃、补肺、益肾、补虚等功效。

黑糯米粥

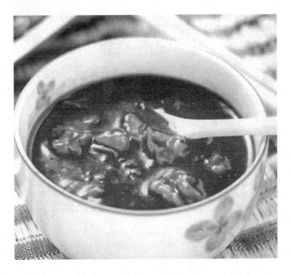

材料：

黑糯米70克，糯米30克，核桃仁20克，大枣30克，芝麻10克，蜂蜜、桂花糖各适量。

制法：

黑糯米、糯米淘净；大枣、核桃仁洗净；将黑糯米、糯米、大枣放入锅中，加清水适量，用大火烧沸，再改小火煮至米烂；加入芝麻、核桃仁稍煮，再加蜂蜜、桂花糖即可。

功效：

此粥味道香甜，是滋补强身美容的佳品，也具有温肾健脾补血的功效。

鲈鱼汤

材料：

鲈鱼约150克，带皮老姜15克，麻油60毫升，米酒水500毫升。

做法：

鱼洗净，老姜刷干净，连皮一起切成薄片；将麻油倒入锅内，用大火烧热；放入老姜，转小火，爆香至姜片的两面均"皱"起来，呈褐色，但不焦黑；转大火，加入鱼，煎鱼块，并加米酒水煮开，加盖转小火再煮到鱼汤变白即可，一般五分钟后熄火即可食用。

功效：

活血化瘀，补充蛋白质，增强体力。

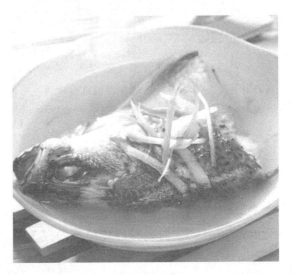

青菜豆腐汤

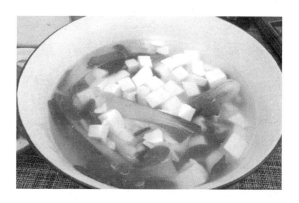

材料：

嫩豆腐350克，小青菜、盐适量。

做法：

豆腐切小块，放在加入1/2茶匙盐的清水中浸泡15分钟，浸泡过豆腐的盐水留用；青菜择洗干净后分成一片一片的叶片，放入浸泡过豆腐的盐水中浸泡15分钟后冲洗干净沥干水分；汤锅内放入水，大火加热至沸腾后加入豆腐块，继续大火煮15分钟后加入青菜；调入适量盐，继续煮3分钟左右即可。

功效：

养胃健脾，降脂利尿。

山药玉米莲藕排骨汤

材料：

猪小排1根，藕250克，山药250克，甜玉米1个，姜2片，水8碗。

做法：

将排骨斩件，放水里煮开，去掉浮沫及血水后用清水冲洗备用；山药刨皮后切块备用；莲藕去皮切段，并冲洗干净藕孔里的泥土；甜玉米切块，准备2片生姜；将排骨、姜和清水一起倒入汤锅里，大火煮开；将山药、莲藕和玉米放入煮开的汤锅里，烧开后转小火煮2小时；加适量盐调味即可。

功效：

健脾益胃，润燥养阴，行血化瘀，清热生乳。

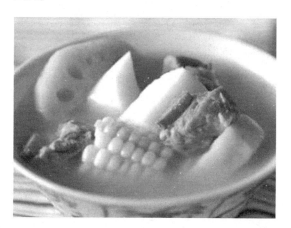

◎ 贫血产妇的饮食安排

贫血较轻的产妇要多吃含铁量高、有补血作用的营养食物。如果产妇严重贫血，可以在医生的指导下通过服用补铁药物来补血。对于产后贫血，可遵医嘱进行食疗，可适当多吃以下食物。

（1）黑芝麻。芝麻入肝、肾、肺、脾经，有补血明目、生精通乳、益肝养发的功效。产妇适量食用芝麻，有利于促进肾生血、肝藏血和脾统血的功能。

（2）红枣。养胃健脾、补血安神，又能滋润心肺、调和营卫、促生津液、通关开窍、助益十二经络，对于产后出现贫血、面白、气血不正有一定的调养作用。

（3）猪肝。患有血虚症或者缺铁性贫血的人平时可以适当多吃猪肝炒菠菜。

（4）藕。藕性温和，生吃可以清热凉血、止血散瘀，熟吃可以健脾胃、养血。

护理经

患有糖尿病的产妇不宜多吃莲藕或藕粉。

（5）胡萝卜。入脾胃经和肺经，是补血和改善肾虚的食物。补血养肝、健脾化滞、补中下气，尤其能改善肝血亏虚引起的视力下降、夜盲症等，对于脾虚食滞引起的消化不良和呃逆也有一定的改善作用。

（6）桂圆肉。益心脾、补血气，可调理气虚不足、心血亏虚、心悸失眠等。

护理经

如果产妇出现心脾气血双亏，面色无华，疲乏无力，没有食欲，大便稀溏，可以用桂圆和红枣一起煮粥来补益。

（7）黑豆。益肾生髓化血，也可以增强脾胃运化功能，肾虚、血虚者可适当多吃，产妇适量食用可防老抗衰、增强活力。

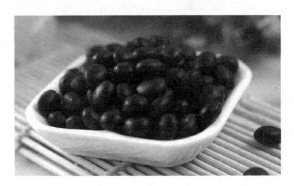

（8）乌鸡。养阴退虚热。乌鸡汤甘温，补虚损，养阴血，补气血，对阳虚、气血两亏者有益，但不能吃太多，一个月最多两次，易上火者不能长期服用。

（9）红糖。益气补血、健脾暖胃、缓中止痛、活血化瘀。红糖性温，适合怕冷、体质虚寒的人食用。

下面介绍4道针对产妇贫血的月子餐的制作方法。

豆腐猪血汤

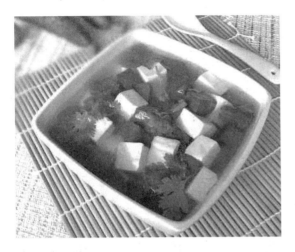

材料：

豆腐250克，猪血（羊血、牛血也可）400克，大枣10枚。

做法：

将大枣洗净，与豆腐、猪血同放入锅中，加适量水，煎煮成汤。

功效：

补脾益胃，补血美容。辅助治疗产后贫血。

阿胶枸杞粥

材料：

阿胶20克，枸杞30克，红枣适量，粳米100克。

做法：

将粳米、红枣加适量水煮成粥后，再加入枸杞煮5分钟，然后加入阿胶煮至融化，可加适量糖调味，食粥。

功效：

滋补气血。

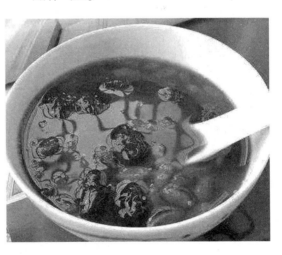

归芪炖鸡

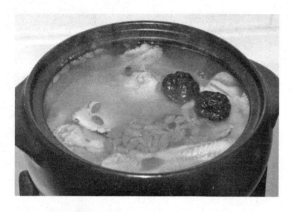

材料：

母鸡一只（宰杀去内脏），当归30克，黄芪100克。

做法：

将母鸡宰杀后去内脏，当归、黄芪纳入鸡腹内，加水适量，炖烂，适量油盐调味，饮汤食肉。

功效：

适合调补产后出血。

当归炖羊肉

材料：

羊肉500克，生姜250克，当归150克，盐3克。

做法：

当归、生姜用清水洗净，切成大片；羊肉去骨，剔去筋膜，入沸水汆去血水，捞出晾一晾，切成5厘米长、2厘米宽、1厘米厚的条；砂锅中加入清水适量，将切好的羊肉、当归、生姜放入锅内，旺火烧沸后，撇去浮沫，改用小火炖至羊肉熟透，调味即成。

功效：

温中补血，可调补妇女产后血虚。

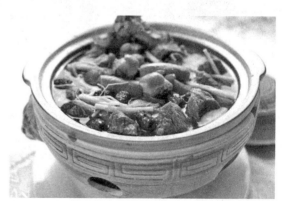

◎ 催乳饮食安排

妇女产后缺乳，可以通过食疗来催乳。

1.常见的催乳蔬菜

妇女产后乳少，人们首先想到的是吃猪蹄、鲤鱼、鲫鱼，殊不知不少蔬菜也同样有一定的催乳作用，如与荤菜一起烹制，效果更佳。下面介绍5种有一定催乳作用的蔬菜。

（1）金针菜。金针菜又叫萱草花，另有黄花菜等别称，是萱草上花蕾部分。它是一种多年生宿根野生草本植物，根呈块状，喜欢生长在背阴潮湿的地方。金针菜营养丰富，此外还含有大量的维生素 B_1、维生素 B_2 等。

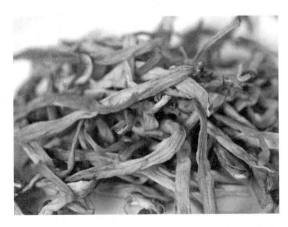

由于金针菜营养丰富，故有一定的食疗价值，有利湿热、宽胸、利尿、止血、下乳的功效。调理产后乳汁不下，用金针菜炖瘦猪肉食用，功效更佳。

（2）茭白。茭白作为蔬菜食用，口感甘美，鲜嫩爽口，不仅好吃，营养丰富，而且含有碳水化合物、蛋白质、维生素 B_1、维生素 B_2、维生素C及多种矿物质。茭白性味甘冷，有解热毒、防烦渴、利二便和催乳功效。

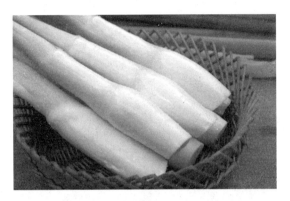

现今多用茭白、猪蹄、通草（或山海螺），同煮食用，有一定的催乳作用。

（3）莴笋。莴笋分叶用和茎用两种，叶用莴笋又名生菜，茎用莴笋则称莴笋，都具有丰富的营养素。因此，食用莴笋时，最好不要将叶子弃而不食。

莴笋性味苦寒，有一定通乳功效，产妇乳少时可用莴笋烧猪蹄食用，不仅减少油腻，清香可口，比单用猪蹄催乳效果更佳。

（4）豌豆。豌豆又称青小豆，其性味甘平，含磷十分丰富，每100克豌豆约含磷400毫克。豌豆有利小便、生津液、解疮毒、止泻痢、通乳功效。

青豌豆煮熟淡食或用豌豆苗捣烂榨汁用皆可。

（5）豆腐。豆腐有益气和中、生津润燥、清热解毒的功效，也有一定催乳作用。

2.常见的催乳中药材

（1）桑寄生。桑寄生有祛风湿、益肝肾、安胎的功效，常用于调理风湿痹痛、腰膝酸痛、胎漏下血、胎动不安，有一定的效果。

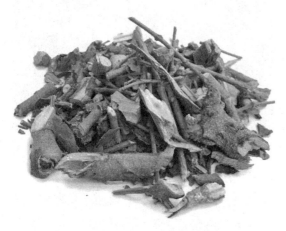

桑寄生可遵医嘱用于产后乳汁少、乳汁不畅或乳房胀痛，可与路路通、丝瓜络配伍应用。

（2）玉米须。当食用成熟的玉米须，秋后剥取玉米时可获得。有利水消肿、利湿退黄的功效。

《滇南本草》认为其"宽肠下气，治妇人乳结、乳汁不通、红肿疼痛、怕冷发热、头痛体困"。常用量30～60克，水煎服。乳汁少、乳汁不畅，可与猪蹄炖服1日2次。

（3）漏芦。漏芦有清热解毒、消痈散结、通经下乳的功效。

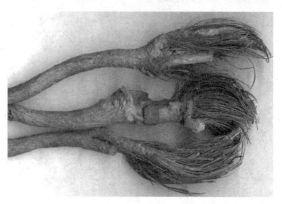

《神农本草经》认为其"主皮肤，恶疮疽痔，湿痹，下乳汁"。常用于乳汁不下，乳房胀痛、肿痛，经行不畅，皆有一定的效果。乳汁不下、乳房胀痛可与王不留行配伍应用。

（4）王不留行。王不留行有治血通经、下乳消痈、利尿通淋的功效，被誉为妇科通乳良药。

《本草纲目》载：王不留行能走血分，乃阳明冲任之药，俗有"穿山甲、王不留，妇人服了乳长流"的谚语，是民间常用的通乳药之一。产后气血亏虚、乳汁稀少者，则配黄芪、当归。

王不留行还能补气血以增加乳汁，对乳汁不畅引起的乳腺炎也有一定的治疗效果，可遵医嘱使用。

（5）通草。通草为常用中药之一，有清热利湿、通气下乳之效。

《滇南本草》认为通草能"明目退热、催

034

生、下胞、下乳"。本品有利尿及促进乳汁分泌的作用，常用于湿热引起的小便不利，对产后乳汁不畅或乳汁不下有效，常与王不留行配伍煎服。

（6）路路通。路路通有祛风通络、利水、下乳的功效，用于乳汁不通、乳房胀痛，常与王不留行、漏芦等配伍应用。

（7）丝瓜络。丝瓜络别名丝瓜网、丝瓜壳、瓜络、丝瓜筋等，就是在丝瓜成熟发黄干枯后摘下，除去外皮及果肉、种子，洗净晒干，即为丝瓜络。

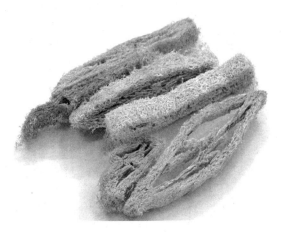

丝瓜络多呈长棱形或长圆筒形，为丝状交织而成。丝瓜络味甘、性寒，有通行经络和凉血解毒的作用，可治气血阻滞、经络不通等症。将丝瓜络放在高汤内炖煮，可以起到通调乳房气血、催乳和开胃化痰功效。

为了帮助产后妈妈催乳，在此介绍5道催乳食物的制作方法。

通草鲫鱼催乳汤

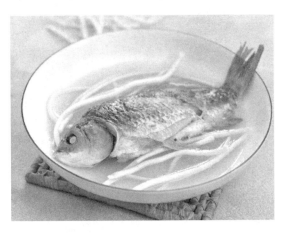

材料：

通草6克，活鲫鱼1条。

做法：

把鲫鱼洗净、去鳞、去内脏，加入通草一同煮成鲫鱼汤。

功效：

鲫鱼具有利水、通乳的功效，通草可通气下乳，搭配在一起煮汤有一定催乳效果，还利于产妇身体恢复。

王不留行炖猪蹄汤

材料：

猪蹄3 ~ 4个，王不留行12克，调味料少许。

做法：

猪蹄去毛洗净，剁块加清水稍煮；煮沸后水与血沫全部弃去，洗净猪蹄，加清水、姜、米酒、盐少许炖半小时；加入王不留行与少许当归一同炖煮至猪蹄酥烂。

功效：

适用于缺乳少乳者。

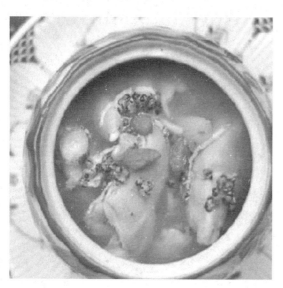

豌豆粥

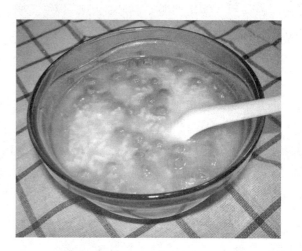

材料：

豌豆50克，粳米100克。

做法：

先煮粳米，待水沸腾时，加入豌豆续煮至熟。

功效：

适于下乳，对产后乳少者适用。

莴苣猪肉粥

材料：

莴苣30克，猪肉150克，粳米50克，盐、酱油、香油适量。

做法：

莴苣去杂，用清水洗净，切成细丝；粳米淘洗干净；猪肉洗净，切成末，放入碗内，加少许酱油、盐腌10～15分钟，待用；锅置火上，加适量清水，放入粳米煮沸，加入莴苣丝、猪肉末，改文火煮至米烂汁黏时，放入盐、香油，搅匀，稍煮片刻即可食用。

功效：

莴苣含莴苣素、乳酸、苹果酸、天冬碱、琥珀酸、维生素C、蛋白质、粗纤维、钾、钙、磷、铁等，有通乳汁、利小便的功效。

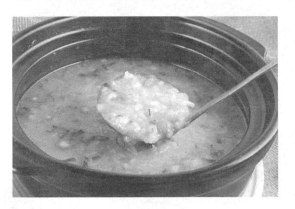

黄花通草猪肝汤

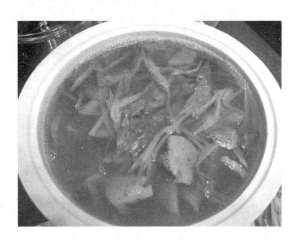

材料：

黄花菜30克，花生米30克，通草6克，猪肝200克。

做法：

将黄花菜30克、通草6克加水煮汤，去渣取汁，放入花生米、猪肝煲汤，以花生米熟烂为度。

功效：

通络生乳。

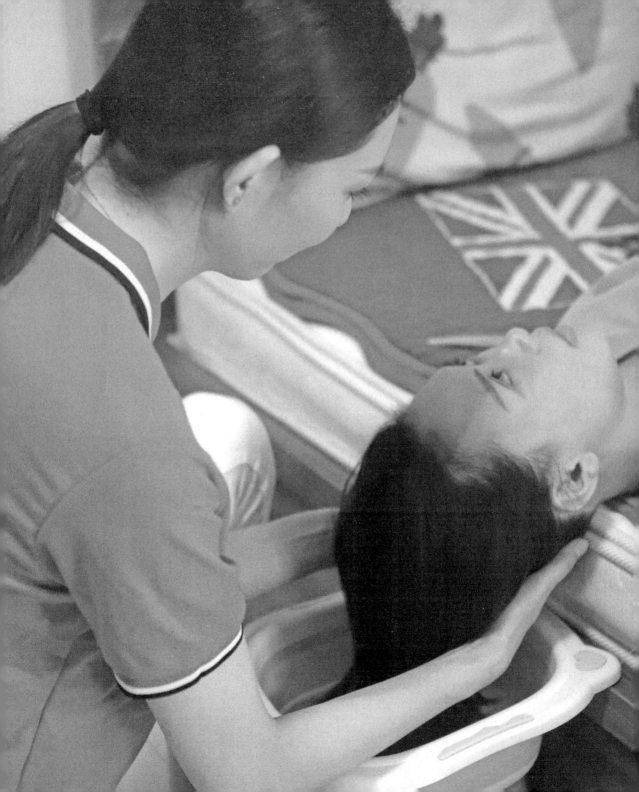

第 **2** 章

产妇日常
生活护理

◎ 产褥期的检查

产妇分娩后，身体会发生许多变化，需要一段时间的修整才能使生殖器官及全身（除乳房外）恢复到非孕状态，这种生理变化约需42天才能完成，这段时间称为产褥期。

产妇能否康复如初，产褥期是关键阶段。在这段时期里，一定要做好产褥期保健，才能更好地恢复。月嫂应仔细观察产褥期产妇的变化，进行卫生指导，并及时发现和处理异常情况。

分娩后一周内，检查重点如下。

1.子宫收缩情况

产后第一天子宫底为脐平，以后每天下降1～2厘米，产后10～14天降入骨盆，经腹部检查触不到子宫底，检查有无压痛。

2.恶露的情况

产后恶露是指随子宫蜕膜脱落，含有血液、坏死蜕膜等组织经阴道排出，称为恶露，这是产妇在产褥期的临床表现，属于生理性变化。恶露有血腥味，但无臭味，其颜色及内容物随时间而变化，一般持续4～6周。如超出上述时间仍有较多恶露排出，称之为产后恶露不尽。

虽然每个产妇都有恶露，但每人排出的量是不同的，各个产妇持续排露的时间也不同，正常的产妇一般需要2～4周，少数产妇可以持续1～2个月。

（1）恶露的种类。正常恶露根据颜色、内容物及时间不同，可分为三种，具体见下表。

恶露的种类

序号	类别	具体说明
1	血性恶露	因含大量血液得名，色鲜红，量多，有时有小血块；镜下见多量红细胞、坏死蜕膜及少量胎膜；血性恶露出现在产后最初3～4天，后出血逐渐减少，浆液增加，转变为浆液恶露
2	浆液恶露	因含多量浆液得名，色淡红；镜下见较多坏死蜕膜组织、宫腔渗出液、宫颈黏液、少量红细胞及白细胞，且有细菌；约在产后第4天出现，持续约10天，之后浆液逐渐减少，白细胞增多，变为白色恶露
3	白色恶露	因含大量白细胞，色泽较白得名，质黏稠；镜下见大量白细胞、坏死蜕膜组织、表皮细胞及细菌等；白色恶露出现于产后第10天前后，约持续3周

（2）恶露的观察。要注意观察（或辅导产妇自己观察）产妇的恶露情况是否正常，尤其是要注意恶露的质与量、颜色与气味的变化，可以估计子宫恢复得快慢，有无异常。

在产褥期，产后子宫的重量将从1000克减少到50～60克，体积也不断缩小，6周后恢复到孕前大小。子宫复旧好坏，可以从子宫底下降和恶露情况来估计。有的产妇恶露淋漓不断，到"满月"时还有较多的血性分泌物，有臭味，产妇觉得下腹部痛、腰酸；产后6周检查时，子宫还没有恢复到正常大小，质地软，有压痛等，都是子宫复旧不全的表现，需及时就医。

有些恶露属于异常情况，月嫂应当引起注意。

① 如果产后2周，恶露仍然为血性、量多、伴有恶臭味，有时排出烂肉样物，或者胎膜样物，说明子宫复旧很差，这时应考虑子宫内可能残留有胎盘或胎膜，随时有可能出现大出血的危险，应让产妇立即去医院诊治。

② 产后发生产褥感染时，会引起子宫内膜炎或子宫肌炎。这时，产妇有发热、下腹疼痛、恶露增多并有臭味等症状，而且恶露的颜色也不是正常的血性或浆液性，而呈混浊、污秽的土褐色。

 护理经

产妇产后坚持母乳喂养，不仅对宝宝有好处，而且能帮助产妇身体的恢复，促进子宫收缩，利于恶露的排出。

3.腹部、会阴伤口愈合情况

检查伤口有无渗血、血肿及感染情况，发现异常应让产妇及时到医院诊疗。

4.全身情况

了解产妇的一般情况，包括精神、睡眠、饮食及大小便等，具体见下表。

全身情况的检查

序号	检查项目	具体说明
1	测血压	发现产后血压升高，应叮嘱产妇的家属不要让其生气、激动，并求助医生，按照医生的建议来照顾产妇
2	测体温	产妇产后24小时内由于分娩疲劳，体温轻度升高，但一般不超过38℃；产后3～4天，因乳房肿胀，体温有时可达39℃，持续数小时，最多不超过12小时，如产后体温持续升高，要查明原因（与产褥感染鉴别）并及时就医
3	测脉搏	由于胎盘循环停止、循环血量变少，加之产褥期卧床休息，产妇脉搏较慢但规律，一般为每分钟60～70次
4	测呼吸	因产后腹压降低、膈肌下降，呼吸深且慢，约为每分钟14～16次；当产妇体温升高，呼吸和脉搏均加快时，应注意心肺的听诊，如有异常应及时就医
5	产后排尿功能检查	剖宫产、滞产的产妇要特别注意排尿是否通畅，需预防尿路感染，指导产妇多饮水

5.乳房的检查

主要检查乳头有无皲裂，乳腺管是否通畅，乳房有无红肿、硬结，乳汁的分泌量是否正常。

◎ 侧切伤口的清洁护理

自然分娩时，由于胎儿过大、会阴过紧或者其他原因，医生会进行会阴侧切术或者会阴擦伤后缝合术。由于伤口位于尿道口、阴道口和肛门的交汇区，非常容易感染，所以产后伤口应精心护理，避免外阴感染。

（1）住院期间用碘伏清洗侧切伤口，每日两次。

（2）出院后每天及便后可以用温水清洗伤口。

（3）清洗时注意清洗顺序，应从前往后。

（4）注意手部的清洁，清洁会阴前后要洗净双手，避免交叉感染。

（5）保持会阴清洁，勤换卫生巾，勤换内衣。由于分娩后的前几天恶露量大，要选用产妇专用卫生巾。

（6）平时睡眠或卧床时，最好侧卧于无会阴伤口的一侧，既可以避免恶露污染伤口，又可以避免伤口受压而导致切口表面错开。

护理经

一旦侧切伤口愈合不良，出现伤口感染的情况，应及时就医，并遵医嘱使用相应的药物清洗伤口及换药，必要时进行清创，保持创口局部清洁干燥。换药时要注意手部的卫生。

◎ 产后大小便护理

1. 小便的护理

（1）产后3～4小时，月嫂应提醒产妇排第一次尿，最迟不应超过6小时。

（2）应鼓励产妇在产后多喝水，有尿意及时排尿，不要憋尿，防止膀胱过度膨胀，发生尿潴留。

（3）有侧切伤口的产妇第一次排尿时会担心伤口疼痛及尿液污染伤口，月嫂应告知产妇不要担心，排尿时的疼痛是可以忍受的，只要排过一次尿，以后排尿就会顺畅了。而且要告诉产妇，尿液本身一般不会造成伤口的感染。

2. 大便的护理

产妇在产后3天内要排大便一次。有些产妇害怕产后排便伤口会裂开，这个想法是多余的。

（1）月嫂应鼓励产妇克服心理障碍，养成每日定时排便习惯。

（2）鼓励产妇尽早下床活动，促进肠蠕动。

（3）给产妇安排适量的新鲜蔬菜、水果，适量进食含纤维素的食物，便秘严重时要咨询医生，必要时可应用一些缓泻的药物。

（4）排便后应用温水冲洗会阴，擦拭时应从前往后擦或直接按压拭干，勿来回擦拭。

◎ 指导产妇洗头

分娩过程中，产妇会大量出汗，而产后汗液也不少，头发和头皮容易粘附环境中的灰尘，变得很脏。同时，过多的油脂还会滋生细菌，产后抵抗力不高的产妇和宝宝很有可能会受到细菌感染，因此，产妇在月子里有必要做好头部清洁，其好处如下图所示。

好处一	通过洗头、梳头，可去掉产妇头发中的灰尘、污物，保持卫生清洁，避免引起细菌感染
好处二	可刺激头皮及头皮上运行的经络，提高产妇的精神，带来舒畅的心情
好处三	可促进头皮的血液循环，增加头发生长所需要的营养物质，避免产后脱发、发丝断裂或分叉，使头发更密、更亮

月子里洗头的好处

理论上来说，分娩一周后就可以洗头了。传统方式中要求坐月子期间不洗头，无非是基于对产妇的一种保护，怕免疫力低的产妇受风寒。现今的医学进步以及环境改善，月子期间洗头，只要洗完头及时弄干，不受寒风吹，适度的清洁是有益的。

一般产后1周就可以洗头。月子里只要健康状况允许，则可以洗头、梳头，但需要注意以下6点。

（1）洗头时可用指腹按摩头皮，同时避免冷风吹袭。

（2）洗头时的水温要适宜，不要过凉，最好保持在37℃左右。

（3）一般产后头发较油，也容易掉头发，不要使用太刺激的洗发用品。

（4）洗头后及时把头发擦干，再用干毛巾包一下，避免湿头发水分挥发时带走大量的热量，使头皮血管在受到冷刺激后骤然收缩，引起头痛。

（5）洗完头后，在头发未干时不要结辫，也不可马上睡觉，避免湿邪侵入体内，引起头痛和脖子痛。

（6）梳理头发最好用木梳，避免产生静电刺激头皮。

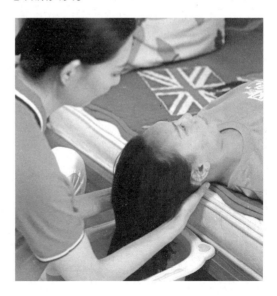

◎ 指导产妇刷牙

产妇产后的刷牙与未妊娠前的刷牙有些不一样，月嫂需给予指导，具体如下。

1.刷牙前要用温水将牙刷泡软

刷牙前要用温水将牙刷泡软，刷牙时也要用温水。每天早上和临睡前各刷一次，用餐后要漱口。

饭后漱口和晚上刷牙后就不要再吃东西了，特别是不要吃甜食。若有吃夜宵的习惯，夜宵后再刷一次牙。

产妇一定要养成天天刷牙的好习惯。

2.产后3天内最好用指刷法

指刷有活血通络、坚齿固牙、避免牙齿松动的作用。具体操作方法如下。

将右手食指洗净，或用干净纱布缠住食指，再将牙膏挤于指头上，犹如使用牙刷一样来回上下揩拭，然后用食指按摩牙龈数遍。

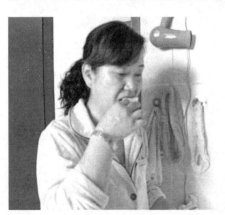

3.刷牙的方法

刷牙时不能"横冲直撞"，也不要横刷，要用竖刷法，顺序应上牙从上往下刷，下牙从下往上刷，咬合面上下来回刷，而且里里外外都要刷到，这样才能保持牙齿的清洁。

刷牙时，产妇可以选择味道清淡的牙膏，或是孕产妇专用牙膏。

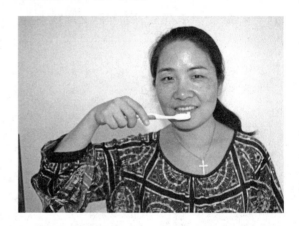

4.药液含漱

用药液漱口。如用陈皮6克、细辛1克，加沸水浸泡，待温后去渣含漱，对口臭及牙龈肿痛有一定疗效。

 护理经

如果有条件，产妇最好在分娩两个月后到医院做一次口腔健康检查，听牙医的建议，保持口腔健康。

◎指导产妇洗脚

老一辈认为泡脚见水容易入寒湿气，让产妇落下风湿。其实掌握正确的泡脚方法，产妇泡脚也有养生保健效果。

1.产后泡脚的好处

产后泡脚可以活跃脚部神经末梢，调节产后内分泌功能。产妇在分娩后已精疲力竭，如每天用热水泡脚，对恢复体力，促进血液循环，缓解神经肌肉疲劳有益处。

在泡脚的同时进行足底按摩，通血化瘀，可提高机体免疫力，避免产后足跟痛。

2.产后泡脚的方法

（1）产妇在产后3～5天便可开始泡脚，开始时水量不宜过多，浸过足趾即可，水温应在40～50℃。

（2）浸泡几分钟后，再加水至脚腕关节以上。

（3）水温下降时再加水，泡至产妇微微出汗为宜，大约泡15～20分钟。

另外，产妇泡脚可加入艾叶浸泡，艾叶有祛寒、除湿等功效。

3.产后泡脚的注意事项

（1）用温热水泡。产妇产后要尽量避免碰冷水，温热水泡脚才能起到养生保健作用。

（2）时间不宜过长。长时间泡脚对产妇身体无益，把握好时间，泡至感觉身体通透舒服便可。时间太长，水温下降容易导致产妇感冒。

（3）泡脚后保暖。在用温热水泡完脚后，要尽快用干毛巾擦干，特别是趾缝更要擦干，然后及时穿袜。

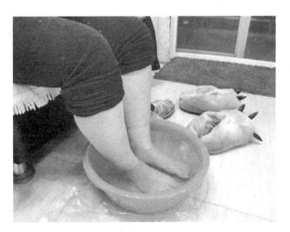

 护理经

可把生姜拍碎，一起放进泡脚水里。姜可以驱寒，具有刺激毛细血管、促进脚部血液循环等作用。

 护理经

需注意的是袜子不要太紧，以免影响血液循环。

◎ 指导产妇洗澡

产妇很容易出汗，特别是睡觉时和醒来时，往往会大汗淋漓，内衣浸透。由于汗腺分泌过多，极易污染皮肤，加之产后抵抗力较弱，皮肤上沾染的细菌很容易繁殖生长，侵入肌肤，引起皮肤炎症。因此，产妇应经常洗澡和擦澡，保持皮肤清洁卫生。

1. 洗澡开始时间及频率

顺产产妇在产后2～3天、剖宫产产妇在伤口愈合后（大概产后1周）可以沐浴。

2. 洗澡要求

（1）产后洗澡讲究"冬防寒、夏防暑、春秋防风"。在夏天，浴室温度保持常温即可，天冷时浴室宜暖和、避风。洗澡水温宜保持在35～37℃，夏天也不可用较凉的水冲澡，以免恶露排出不畅，引起腹痛及日后月经不调、身痛等。冬天浴室温度也不宜过高，这样易使浴室里弥漫大量水蒸气，导致产妇缺氧。

（2）最好淋浴（可在家人帮助下），不适宜盆浴，以免脏水进入阴道引起感染。如果产妇身体较虚弱，不能站立洗淋浴，可采取擦浴。产后由于有恶露或伤口的存在，不能进行盆浴，待恶露彻底干净后才可以盆浴。

（3）产后体虚，洗浴时间应控制在20分钟以内，洗浴过程中如有不适，应立即停止，

最好有家人陪伴在产妇身旁。

（4）产后出汗较多，每日浴后应更换内衣。洗后尽快用干毛巾擦干全身，并及时穿上御寒的衣服后再走出浴室，避免身体着凉或被风吹着。

（5）如果会阴伤口大或撕裂伤严重、腹部有刀口，须等待伤口愈合再洗淋浴，可先进行局部擦浴。

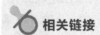

相关链接

产后洗澡药物

产后可用药水洗澡，下面列出5种洗澡药物，供选用。

1. 桃皮柳枝方

桃树白皮150克，柳枝250克，用水洗净，煎水去渣洗浴。

用法：先用清水洗净身上尘垢，再用药水遍体擦洗，若皮肤长疮疖者，宜先浸泡片刻再擦洗，洗毕，擦干即可。

功效：香身避秽，通利血脉，防风寒。

2. 黄芪防风方

黄芪100克，防风50克，用水洗净，煎水去渣洗浴。

用法：同上方。

功效：实毛窍，固腠理，防风寒，止汗。产后汗多者宜用。

3.竹叶桃白皮方

竹叶250克，桃树白皮150克，用水洗净，煎水去渣洗浴。

用法：同上方。

功效：香身除秽，通利血脉，治热疖疮毒，皮肤不健康者宜用。

4.艾叶菖蒲方

陈艾150克，菖蒲100克，用水洗净，煎水去渣洗浴。

用法：同上方。

功效：芳香避秽，解毒杀虫，温暖肌肤，防风寒，温毒疮疖、疱疹最宜。

5.防风生姜方

防风50克，生姜50克，用水洗净，捣碎煎水去渣洗浴。

用法：同上方。

功效：通利血脉，防风寒，祛风除湿，风寒湿痹、肌肉关节疼痛者宜用。

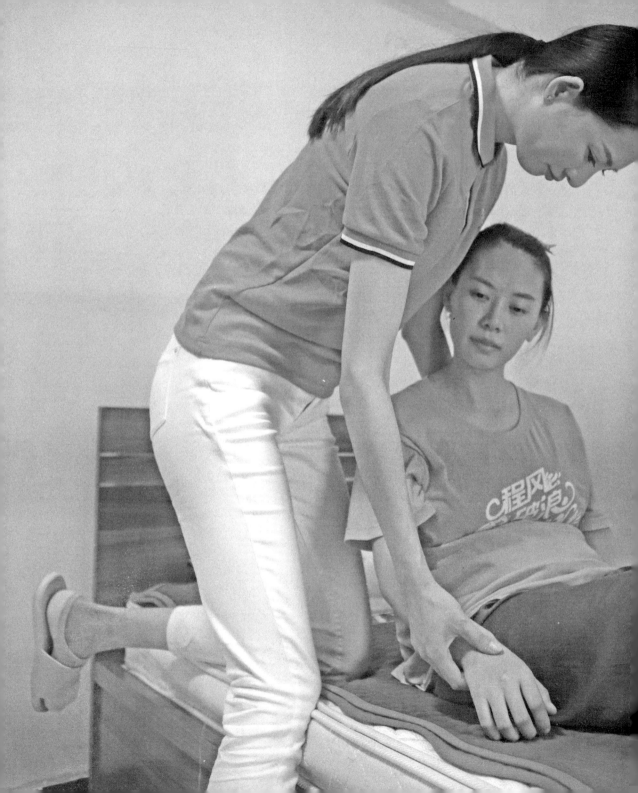

第 **3** 章

产妇
乳房护理

◎ 乳房护理要求

产后乳房护理得好，既可保证新生儿正常的母乳喂养，又可促进产妇产后身材的恢复。一般来说，产后乳房的护理要求如下。

1.保持乳房清洁

产后乳房开始分泌乳汁，加上自身排出的汗液可能会在乳头周围形成一层垢痂，首次哺乳前应将乳头用温水洗净，应避免使用肥皂；以后不用每次喂奶前都清洗乳头，只需在产妇觉得出汗较多及外出的情况下用清水清洁乳头及乳房就可以了。

 护理经

每次哺乳后可挤出少量母乳涂在乳头上，能够起到保护乳头、防止乳头皲裂的作用。

2.喂奶方法正确

在哺乳期内，月嫂应建议产妇根据具体情况选择正确的喂奶姿势，防止乳房疾病的发生。

3.均衡合理饮食

要让产妇均衡地摄取营养，要适当多吃蛋白质含量丰富的食物和蔬菜水果。切忌急于进行节食减肥，其后果可能导致乳房缩小。

可增加豆类食品的摄入，对乳房的保养有益，坚果类食物含丰富蛋白质，如杏仁、核桃、芝麻等，能让乳房组织更富有弹性。

4.正确选择乳罩

月嫂要指导产妇选择舒适的棉质内衣，避免刺激性的衣料直接与身体发生接触。乳罩不可过松或过紧，要选择柔软棉质、方便哺乳的乳罩。每天应更换干净的内衣，保持乳房清洁。

如果使用胸垫来防止乳汁渗出沾湿衣服，应避免选购有塑胶边或支撑的胸垫。每次喂奶后或湿透时即应更换胸垫。

5.进行乳房按摩

指导产妇在每晚临睡前或起床前对乳房进行按摩，具体如下图所示。

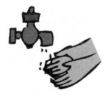
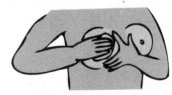

(a) 洗手　　　　　(b) 擦洗乳头及周围

(c) 牵拉乳头　　　(d) 按摩乳头及周围

按摩乳房的动作要细致认真，不可乱揉乱搓，以免伤到乳房。此法可促进局部的血液循环，防止乳房松弛下垂。

6.进行胸部锻炼

产后若及时进行胸部肌肉锻炼，就能使产妇的乳房看上去坚挺、结实而丰满。可在产后每天坚持做简单的扩胸运动，帮助锻炼胸部肌肉。

哺乳期间每天可适时适量做仰卧起坐、俯卧撑和举哑铃等运动，以减少腹部、腰部、臀部的脂肪堆积，还能有效防止乳房下垂，使产妇的体形更健美。

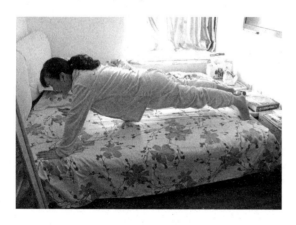

护理经

健胸运动不是一日之功，需长期坚持，效果才明显。

相关链接

乳房护理禁忌

做好产后乳房的护理工作，不仅可以为新生儿提供更多健康的乳汁，而且可以预防乳房的下垂以及乳房出现的各种疾病等。

在乳房护理时，要注意以下事项。

1.忌受强力挤压

乳房受外力挤压，有两大弊端：一是乳房内部软组织易受到挫伤，或使内部引起增生等；二是受外力挤压后，较易改变乳房外部形状，使上耸的双乳下塌、下垂等。

产后的睡姿以仰卧为佳，尽量不要长期向一个方向侧卧，这样不仅易挤压乳房，也容易引起双侧乳房发育不平衡。

2.洗浴要得法

乳房周围微血管密布，受过热或过冷的浴水刺激对乳房都极为不利，如果选择坐浴或盆浴，更不可在过热或过冷的浴水中长期浸泡，否则会使乳房软组织松弛，也会引起皮肤干燥。

3.忌乳头、乳晕部位不清洁

产后乳房的清洁十分重要，长时间不洁净会引发炎症或造成皮肤病。因此，必须经常清洁乳房。

◎ 乳头皲裂的护理

1.引发原因

乳头皲裂更容易发生在初产妇身上，一是因为初为人母对正确的喂哺技巧不是很了解，二是因为乳头部位的皮肤偏薄和细嫩，因此容易导致乳头皲裂的发生。

2.护理方法

对于乳头皲裂的护理方法如下。

（1）不要在宝宝特别饥饿时喂哺。

（2）不能使用肥皂清洗乳头。

（3）指导产妇在喂哺时，宝宝的含接姿势要正确。

（4）哺乳前挤出少量乳汁湿润乳晕、乳头，便于宝宝含接。

（5）增加哺乳的次数，缩短每次哺乳的时间。

（6）哺乳后挤出少许乳汁涂在乳头和乳晕上，以修复破损的表皮；疼痛严重者可用乳头罩进行间接哺乳。

（7）哺乳间隙使用纯羊脂膏，保持伤口湿润，减少疼痛，促进伤口愈合。

（8）对于皲裂的伤口，可使用水凝胶缓解疼痛，促进愈合。

（9）严重时暂停哺乳，可用吸奶器吸乳，待伤口痊愈后再继续哺乳。

◎ 产后胀奶的护理

正常的乳房充盈不需要特殊处理，只需新生儿吸吮乳汁。如果母乳喂养延迟或新生儿吸吮不够者，乳房的充盈就会加重，导致乳房红、肿、疼痛等，乳房肿胀使乳头变得扁平，导致新生儿含接困难，乳头皲裂、乳腺炎、母乳喂养中断等，可用以下方法缓解。

（1）鼓励产妇尽早地、频繁地哺乳，以便排空乳汁。

（2）当感觉乳房胀痛时可以增加哺乳或吸乳次数，24小时内可哺乳或吸乳8～12次。

（3）指导产妇采用正确的哺乳姿势，帮助宝宝正确衔乳和吸吮。

（4）喂奶前热敷、按摩乳房，促使引流通畅。

（5）如果宝宝不能有效地吸吮，可用吸奶器将奶水吸出。

（6）哺乳后如果感觉乳房肿胀明显，应采用先吸奶器后手工挤奶的方法，挤出多余的乳汁，以产妇感到舒服为止。

（7）喂奶后可以冷敷乳房以减少充血和肿胀。冷敷巾每2～3小时换一次，直到乳房变软。

若胀奶情况严重，缓解方法无效，需及时就医。

◎ 乳头内陷的应对

乳头不能凸出而是向内凹陷，称为乳头内陷。乳头内陷可以通过一定方法实现母乳喂养，方法如下。

（1）喂奶前可先用手指轻轻按摩一下乳头，使其凸出一点。

（2）用两手大拇指压乳晕，再将乳头轻轻地"钳"出来。

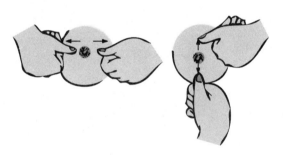

（3）同时牵拉乳头，使其凸出，马上套上乳嘴，并采取上身前倾的姿势喂奶。这样做1周后，宝宝便可顺利地吸到乳汁了。

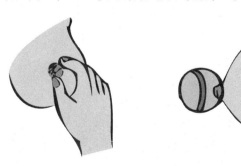

◎ 乳汁分泌不足的应对

最好的催乳方法是让婴儿频繁吸吮。但在乳汁分泌不足的情况下，月嫂可以通过给产妇按摩来促进乳汁分泌。

1.背部按摩操

背部按摩操能增加乳汁分泌，具体做法如下。

产妇身体向前弯曲坐稳，乳房松弛自然下垂，月嫂双手握拳，用双手拇指点压脊柱两侧做小圆周按摩，同时顺脊柱下移，循环进行，可有效刺激乳反射。

> 💡 **护理经**
>
> 如果在产后第二天就进行早期背部按摩，效果会更佳。

2.乳房按摩

（1）用2～3根手指从乳房外缘向乳头方向打圈按摩乳房。

（2）一手托住乳房，另一手的手掌从乳房根部向乳房方向轻轻拍打乳房。

（3）将拇指和食指放在乳晕周边，轻轻挤压。

（4）拇指和食指相对，在乳晕周边挤压，并不断变换位置，将所有的乳汁彻底排空。

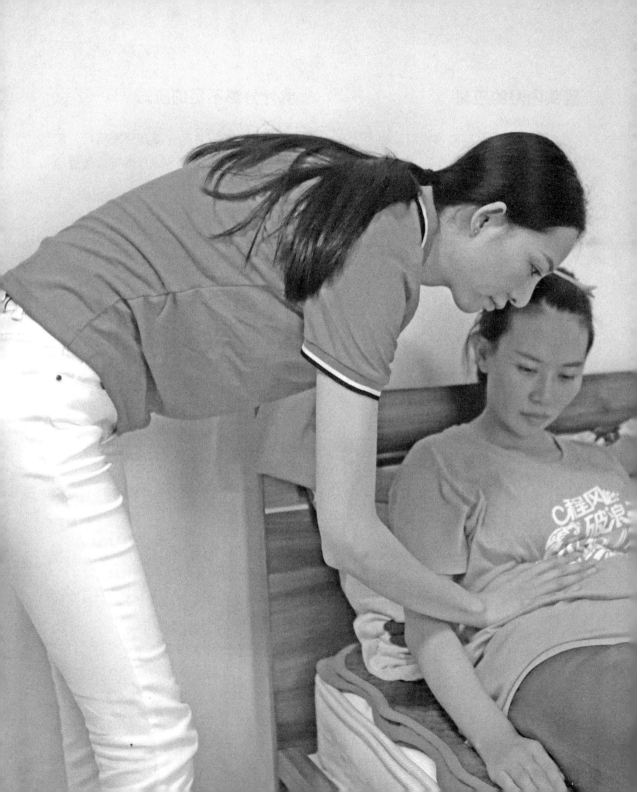

第 4 章

产妇常见疾病与不适的护理

◎ 产褥热的预防与护理

产褥热是由于产后致病菌侵入生殖器官而引起的疾病，通常发生在产后24小时到产后10天，医学上称为产褥感染，是产妇在产褥期易患的比较严重的疾病。

1. 产褥热的预防

（1）保证充足休息。产妇一定要尽量多休息。若感觉身体不适，应尽量把宝宝交给家人照顾，产妇应专心休息，这样才能加速体力恢复。

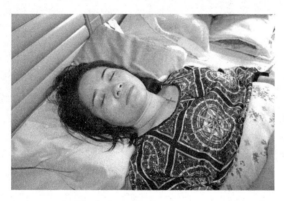

（2）保证充足水分。有些产妇因为坐月子的禁忌而不愿意多喝水，但对于已经发生产褥热或是排尿不畅的产妇来说，水分的补充是非常重要的，产妇最好每天补充足够的水分。

（3）保持清洁卫生。应注意恶露的排出及勤换卫生棉垫和内裤，产妇如厕后用温水冲洗会阴部，以减少感染发生。

护理经

月嫂应告知产妇最好使用全棉的卫生棉垫和内裤。

（4）保持伤口干燥。如果是剖宫产，那么在伤口愈合后产妇才可以开始淋浴，之前可先以毛巾擦拭身体，以减少伤口发炎的可能。平时伤口应该随时保持干燥清洁。如果是顺产，睡觉时尽量不要朝有会阴切口的一侧睡，以免恶露污染伤口。

（5）适度营养。产后营养很重要，但要讲究摄取适度，这样才有助于产妇的体力恢复及增加抵抗力，降低产褥热的发生概率。

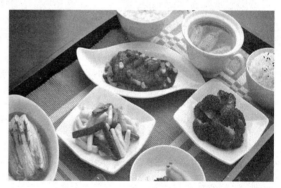

（6）避免性生活。告知产妇在产褥期应禁止性生活，应于产后42天到医院进行妇科检查后确认生殖道完全恢复，才可恢复性生活，而一旦恢复性生活，应采取相应的避孕措施。

2.产褥热的护理

（1）一旦发生，勿滥用退热剂，产妇应及时去医院诊治。

（2）如果已经发生产褥热，应进食一些高蛋白、高热量、高维生素食物。

（3）对于患上产褥热的产妇，月嫂要及时观察并测量产妇体温变化，若超过72小时没有缓解迹象，一定要咨询医生，切忌因为选择母乳喂养放弃药物治疗。

（4）一定要遵照医生指示按时用药。用药时间要足够，不要任意停药，或是自行服用退烧药，否则很容易引起其他并发症。

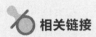

相关链接

产褥感染的原因及表现

1.引起产褥感染的原因

引起产褥感染的主要病原菌为葡萄球菌、链球菌、大肠杆菌、肺炎双球菌等。致病细菌的来源可能有以下3方面。

（1）接生器械消毒不严。

（2）妊娠末期阴道有炎症；产程过长，肛门或阴道检查次数过多。

（3）产妇的衣服被褥不清洁，或用未消毒的纸或布做会阴垫。

2.产褥感染的表现

（1）产褥感染开始时，常常先在创伤部

位发生炎症，如外阴或阴道裂伤感染，可出现红肿和热痛的局部炎性反应，却很少有全身性反应。

（2）如果感染发生在子宫，则可能引起子宫内膜炎或子宫肌炎。此时除有下腹痛外，体温可升高至38℃左右，恶露增多且有臭味，如果及时就医诊治，且身体抵抗力强，感染可局限于该部位，并且逐渐消退。

（3）如果细菌毒性大，身体抵抗力弱或治疗不及时，可出现寒战、高热，体温高达40℃，有时下腹部痛并不明显，恶露量不多，也无臭味。

（4）如果炎症进一步蔓延到子宫旁组织，则可形成脓肿，可有发热腹痛。

（5）如果炎症蔓延至腹膜，则可引起腹膜炎，这时除寒战高烧外，脉搏增快和腹痛加剧并伴有腹胀。

（6）若是病菌侵入血液，可发生菌血症或败血症，这时体温变化很大，而且出现全身中毒症状，情况严重，如不及时治疗，则可危及生命。

3.产褥感染的危害

发生产褥感染后，如果治疗不彻底，急性感染可以变成慢性，盆腔内可遗留慢性炎症，如器官粘连或输卵管阻塞等，很有可能会让产妇留下妇产科疾病的隐患。

◎哺乳期急性乳腺炎的护理

哺乳期急性乳腺炎，指乳腺的急性化脓性感染，是引起产后发热的原因之一，最常见于哺乳妇女，尤其是初产妇。哺乳期的任何时间均可发生，在哺乳初期最为常见。

1.引发原因

哺乳期急性乳腺炎的发病原因主要有以下两点。

（1）乳汁淤积。乳汁淤积是急性乳腺炎最常见的原因。初产妇乳头较易破损，或因乳头先天性畸形、内陷影响哺乳，或哺乳方法不当、乳汁多而少饮等均可导致乳汁淤积，而乳汁淤积有利于细菌的生长繁殖，最容易导致哺乳期急性乳腺炎的发生。

（2）细菌入侵。产妇乳头内陷时新生儿吸乳困难，易造成乳头周围的破损，是细菌入侵造成感染的主要途径。另外，新生儿经常含乳头而睡，也可使新生儿口腔内炎症直接侵入蔓延至乳管，继而扩散至乳腺间质引起化脓性感染，其致病菌以金黄色葡萄球菌为常见。

2.主要症状

（1）早期。乳腺炎在开始时患者乳房胀满、疼痛，哺乳时更甚；乳汁分泌不畅，乳房肿块或有或无，皮肤微红或不红，或伴有全身不适，食欲欠佳，胸闷烦躁等。

护理经

对早期哺乳期急性乳腺炎的治疗主要侧重于局部治疗，早期疏通乳管，能有效缓解症状，防止炎症进展。

（2）化脓期。局部乳房变硬，肿块逐渐增大，此时可伴高烧、寒战、全身无力、大便干燥、脉搏加快、同侧淋巴结肿大、白细胞增高，常可在4～5日形成脓肿，可出现乳房跳痛，局部皮肤红肿透亮，肿块中央变软，按之有波动感。若为乳房深部脓肿，可出现全乳房肿胀、疼痛、高热，但局部皮肤红肿及波动不明显，有时一个乳房内可同时或先后存在数个脓腔。

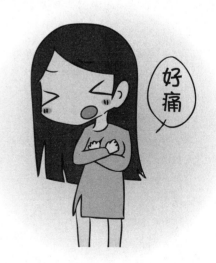

好痛

（3）溃后期。浅表的脓肿常可穿破皮肤，形成溃烂或乳汁自创口处溢出而形成乳漏。较深部的脓肿，可穿向乳房和胸大肌间的脂肪，形成乳房后位脓肿，严重者可发生脓毒败血症。

3. 预防方法

（1）要保证产妇充足的休息，保持产妇心情舒畅，情绪安定、乐观，忌恼怒、忧郁。因为过度劳累或有不良精神刺激均可诱发或加重急性乳腺炎。

（2）饮食宜清淡而富于营养，如鲜藕、丝瓜、牛奶、鲫鱼汤、瘦肉汤等，忌辛辣、刺激、油腻。因为油腻的食物会使乳汁变得过于浓稠，造成乳腺导管的堵塞进而诱发急性乳腺炎。

（3）注意保暖，防止感冒。因为外感风寒或过凉都可以引起乳汁分泌不畅而造成堵塞，进而诱发乳腺炎症。产妇如有感冒症状，应多饮水。产妇如出现发热、疼痛时，可在医生指导下用药。

（4）定时哺乳，并且要保持乳头清洁，避免当风露胸喂乳。每次哺乳需吸尽乳汁，如尚有积乳，即用毛巾热敷，尽量将乳汁排空。

护理经

如果不能消除郁乳，产妇应及时到乳腺专科门诊治疗，以免形成急性化脓性乳腺炎。

（5）乳头有破损或皲裂时，可遵医嘱用药外擦患处。身体其他部位有化脓性炎症时，应及时治疗，以免炎症累及乳房。

（6）保持宝宝口腔卫生，口腔炎症及时治疗，不可让宝宝含乳而睡。

4. 护理方法

（1）对乳房交替进行冷热敷，冷敷缓解疼痛，热敷促进血液循环，促进发炎部位的抗感染物质发挥作用。

（2）让发炎的一侧乳房频繁喂奶，如果喂奶时引起疼痛，就先喂健侧，在感到泌乳反射出现时，迅速换到患侧乳房。

护理经

清空发炎的乳房很重要，如果宝宝无法吸吮，可用吸奶器或手工挤奶的方法吸出乳汁。

（3）在宝宝吃奶时，月嫂可指导产妇从阻塞部位的乳腺管上方朝乳头方向轻轻按摩，这样有助于疏通乳腺管的阻塞。

（4）不要因为乳腺炎而停止母乳喂养，只有在感染严重或脓肿切开引流后，或发生乳瘘时才完全停止哺乳，并按照医嘱积极采取回奶措施。

◎产后尿潴留的护理

产后尿潴留，是产后最常见的并发症之一，它是指产后6～8小时膀胱充盈而不能自行排出。

1.引发原因

宫缩乏力、腹压下降、膀胱肌麻痹、精神过度紧张、疼痛等因素可引起产后尿潴留。

2.主要症状

膀胱区有胀痛感，不能自行排尿或尿量较少。

3.预防方法

（1）产后及时督促产妇排尿。在产后3～4小时内，无论有无尿意，都应提醒产妇主动排尿，最迟不应超过6小时。

（2）可在产后短时间内让产妇多吃些带汤饮食，使其膀胱迅速充盈，以此来强化尿意。有尿意时及时排尿，不要憋尿，防止膀胱过度膨胀，发生尿潴留。

4.护理方法

（1）心理护理。对会阴切口疼痛，害怕切口裂开者，应耐心向产妇解释膀胱排空的重要性，同时做好心理护理，消除产妇怕排尿引起疼痛的顾虑。

（2）运动护理。产后适量的运动，缩肛、抬臀、抬腿，并尽早下床活动，会使骨盆底及腹肌张力恢复，有利于排尿。

（3）饮食护理。饮食注意少量多餐，吃清淡易消化的食物，注意多饮水，目的是有利于尿液通畅，预防尿潴留。

5.排尿诱导方法

需及时诱导产妇排尿，通过流水声刺激法、按摩法、熏蒸法、热敷法和训练法对产后尿潴留患者进行排尿的诱导。

（1）流水声刺激法。在产妇如厕时，打开一旁的水龙头，利用条件反射解除排尿抑制，使产妇产生尿意，促使排尿。

（2）热敷法。膀胱区局部热敷，用热水袋装上热水，套上布套后放于产妇膀胱区，利用热力使松弛的腹肌收缩，腹压升高而促进排尿。

（3）熏蒸法。在保障安全的前提下，用开水熏下身，让水气充分熏到产妇会阴部，利用水蒸气刺激尿道周围神经感受器而促进排尿。

护理经

熏蒸时注意要保持身体不能接触水，以免烫伤。

（4）按摩法。将手放置到产妇下腹膀胱膨隆处，向左右轻轻按摩10～20次，再用手掌自膀胱底部向下推移按压，以减少膀胱余尿。手沿顺时针方向按摩膀胱区3～5分钟，压力由轻到重，直至有尿液排出。

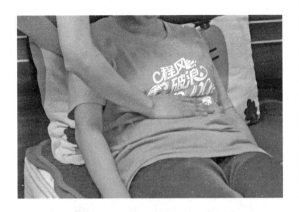

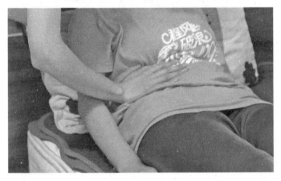

护理经

在给产妇下腹按摩时，要把握好按摩的力度，切忌强力按压，以免发生膀胱破裂。

（5）训练法。指导产后产妇放松腹肌，有规律地收缩肛提肌和锻炼腹肌。呼气时收缩腹肌，吸气时放松腹肌，反复进行练习，以不感到疲劳为度，促进排尿。

相关链接

形成产后尿潴留的原因

产妇易在产后出现尿潴留的原因主要有以下3点。

1.个人精神因素

很多产妇在生产中会阴部会出现裂伤或需要接受会阴侧切，产妇对于伤口的疼痛存在明显的恐惧心理，而不敢去用力排尿，这样一来，就会导致产妇的膀胱出现过度充盈，膀胱的收缩力会严重下降，进而出现尿潴留。

2.尿道损伤

很多产妇对于正常分娩缺乏科学认识，也不注重膀胱排空的重要性，在生产过程中无法及时配合医护人员，导致出现早期尿潴留症状。此外，护理人员在为产妇进行导尿的时候，有时因为自身操作经验的不足及动作不够轻柔，造成产妇的尿道出现了损伤，进而引发尿潴留。

3.第二产程延长

产妇在生产过程中，第二产程的延长会造成产妇的膀胱三角肌出现明显的充血和水肿现象，再加上产妇在生产中屏气，导致其腹压严重上升，进而造成产妇的膀胱内部压力上升，这样一来，产妇的膀胱感觉会出现明显减退，而产妇尿道的水肿也会导致排尿严重受阻，进而造成产妇尿潴留。

◎ 产后尿失禁的护理

产妇产后不能约束小便而尿自遗的，称为产后尿失禁，这是由于分娩时，胎儿先露部分对盆底韧带及肌肉的过度扩张，特别是使支持膀胱底及上2/3尿道的组织松弛所致。

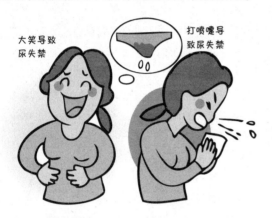

大笑导致
尿失禁

打喷嚏导
致尿失禁

1.引发原因

分娩过程中，胎儿先露部通过产道，使盆底韧带和肌肉产生过度伸张作用，特别是初产妇及手术助产如臀牵引术、产钳助产术、胎头吸引器助产术等，可直接损伤盆底软组织。产后体力劳动、持续性咳嗽、便秘等均为增加腹压的因素，可影响盆底组织恢复，使盆底组织松弛，导致尿道膨出，膀胱颈下降，尿道上段失去紧张度而变为漏斗形，尿道相对变短而宽，泌尿生殖膈及浅层肌肉损伤如会阴深Ⅱ度裂伤可影响尿道外括约肌的功能，由于这些因素的作用，容易发生产后尿失禁。

2.主要症状

不同的产妇，产后尿失禁的症状和严重程度各不相同。按照症状的轻重，可以将尿失禁分成以下4度。

（1）1度。在产妇腹压增高，比如咳嗽、喘息时偶尔有尿失禁发生。

（2）2度。在屏住呼吸或者用力的时候就会出现尿失禁的情况。

（3）3度。当膀胱受到较大重力的时候，比如直立、行走时都会发生尿失禁。

（4）4度。身体几乎对排尿失去了控制，即使是在卧位的时候也有可能会发生尿失禁的情况。

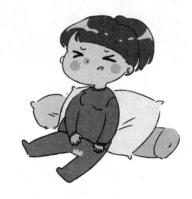

3.预防方法

（1）怀孕时要科学控制体重，以避免对骨盆底造成太大的压力。

（2）产前适当做盆底肌功能锻炼，以增强骨盆底肌肉的强度。

（3）要学习正确的分娩技巧，在分娩的时候一定要等子宫口全开以后听医生吩咐再配合用力。

4.护理方法

产后尿失禁可能会持续3～6个月，甚至更长的时间，之后膀胱才能恢复到最初的状态。在这之前要采用以下措施，帮助产妇更快恢复控制力。

（1）指导产妇合理地减去孕期增长的体重，这部分体重可能会压迫到膀胱。

（2）产妇要保持大便规律，尽量防止便秘，这样就不会再给膀胱增加额外的压力。

（3）给产妇喝足量的水。不少产妇因为产后漏尿的问题，经常会误以为减少水分的摄入就能减少漏尿，事实上脱水会更容易患尿路感染，感染的膀胱更容易漏尿，从而形成恶性循环。

（4）指导产妇做"凯格尔骨盆底运动"，在产后第3天就可进行。

"凯格尔骨盆底运动"又称缩肛运动，是指夹紧肛门、尿道口及阴道周围肌肉，阴部有被紧缩提起的感觉，如此反复收缩与放松的动作，可强化盆底肌肉，改善尿失禁，促进阴道收缩。简单方便的骨盆底肌肉运动，站、坐、卧三种体位均可进行。产妇产后可以每天有效地自我训练。

①动作一：呈站立姿，脚尖踮起，并收缩臀部的肌肉向上提肛，双腿用力夹紧，保持5秒钟再放松。重复动作20次以上。

②动作二：呈仰卧姿，放平背部，双臂置于身体两侧，双膝并拢，保持头低位，避免拉伤脖子。集中紧缩盆底肌肉。收缩骨盆底肌肉5秒钟（如果刚开始，坚持不了，可以先收缩2～3秒），放松10秒，重复练习10次，这是1组，每天3～4组。每周增加收缩时长3～4秒。

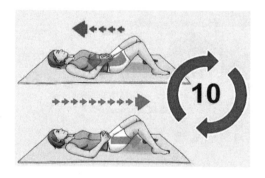

运动全程照常呼吸，保持其他部位放松，可用手触摸腹部，腹部肌肉不应有紧缩现象。

 护理经

很多患上产后尿失禁的产妇，因为碍于面子，迟迟未能就诊，而是使用卫生护垫或保护性内裤来缓解尿失禁带来的尴尬。虽然此种方法能够暂时避免尿失禁的尴尬，但是却不能从根本上解决问题。因此，一定要尽早就医，及早摆脱尿失禁的烦恼。

◎ 产后眩晕的护理

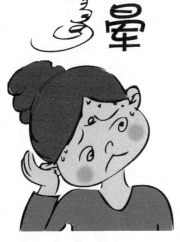

产后眩晕，是指分娩以后，出现突然头晕眼花，不能坐起，或心胸满闷，恶心呕吐，痰涌气急，心烦不安，甚至口噤神昏，不省人事或神志不清等一系列症状的病证。

1. 引发原因

产后眩晕主要是由贫血、疲劳、低血糖及体位性低血压等原因引起的。

（1）贫血引起的眩晕。如果确诊为贫血应遵医嘱服用补铁的药物。

护理经

补铁药物一般饭后食用，以免药物对胃部造成刺激，应就医时咨询医生。

贫血也可通过食疗来辅助治疗，吃一些营养丰富的汤类食物；蛋白质、铁、维生素等尽量配合齐全，同时应忌食生冷食物。做

到少食多餐，避免引起产妇胃部不适。

（2）疲劳引起的眩晕。生产时过度疲劳，产妇就会产生头晕、眼花、四肢无力等症状，而且产后，产妇要照顾宝宝，常常休息不好，加上产后身体虚弱，也会产生头晕等症状。因此，月嫂应提醒产妇多休息，有条件的最好保持每天有8～9小时睡眠，这样既可促进子宫复位，又可增进食欲，促进乳汁分泌。

（3）低血糖引起的眩晕。如果是低血糖引起的眩晕，应注意三餐的营养搭配，尤其是早餐，可适当多吃些牛奶、鸡蛋、肉粥、蛋糕等高蛋白和高碳水化合物的食物。平时应随身携带一些饼干、糖块等方便食品，以便一旦出现低血糖症状时可立即进食，使头晕等低血糖症状得以及时缓解。

（4）体位性低血压引起的眩晕。如果是体位性低血压引起的眩晕，在起床或变换姿势时动作要缓慢，以免造成大脑突然供血不足。洗澡时应避免水温过高，以防血管扩张，血压下降。

2. 护理方法

不论什么原因引起的眩晕，月嫂应告知产妇，一旦头晕发作，应立即坐下或侧卧休息，必要时到医院请医生给予对症诊治。

另外，精神疲倦和心理因素也可引发产后眩晕。因此，月嫂要引导产妇注意自身生理、心理变化，加强自我护理。

◎ 产后贫血的护理

分娩过程失血过多，很容易造成产妇贫血，贫血严重会影响到产妇的身体恢复及孩子的营养健康。

1.引发原因

产后贫血一般有以下两方面的原因。

（1）妊娠期间就有贫血症状，但未能得到及时改善，分娩后不同程度的失血使贫血程度加重。

（2）妊娠期间孕妇的各项血液指标都很正常，由于分娩时出血过多而造成产后贫血。

2.主要症状

病情轻者，除面色略苍白外，头晕乏力，无其他明显症状；病情较重者，则可有面黄、水肿、心悸、胃纳减退、呼吸短促等症状。

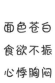
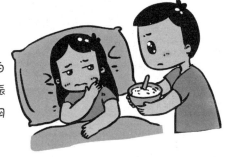

面色苍白
食欲不振
心悸胸闷

产后贫血会使人全身乏力、食欲不振、抵抗力下降，严重时还可以引起胸闷、心慌等症状，并可能产生许多并发症，所以产妇

一旦被确诊贫血应及时就医治疗。

3.预防方法

产妇要避免贫血，最好从孕期开始就预防，注意饮食等，保证在孕期不发生贫血。

（1）如果产妇在怀孕时就检查出贫血，应该及时找医生咨询、治疗。

（2）产妇在孕期如果发生贫血，应常吃含铁丰富的食物，如动物血、肝脏及红肉，有助于孕妇在孕期能量的摄取和铁的补充。

（3）如果孕期贫血特别严重，应该及时去医院就诊，防止并发症的产生。

4.护理方法

（1）月嫂应主动了解产妇分娩过程的出血量，叮嘱产妇平时要注意防止晕倒，从蹲卧姿起立时动作要缓慢，避免因为低血压而晕倒，如果感觉到有晕眩现象时，就要马上坐下或躺下防止跌倒。

（2）对一般性贫血的产妇来说，首先应考虑高蛋白饮食。可以通过食用动物的瘦肉以及肝脏等，来获得优质蛋白。其次，应尽量控制脂肪摄入量，因为脂肪可抑制人体造血功能，高脂肪食物还可导致腹泻、消化不良、肥胖病等。同时，应保证丰富维生素的摄入，多补充微量元素。

（3）提醒产妇定期复查血液指标情况，发现贫血，及时治疗。

◎ 产后便秘的护理

产妇产后饮食如常，但大便数日不行或排便时干燥疼痛，难以解出者，称为产后便秘，是常见的产后病之一。

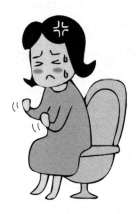

1. 引发原因

产妇在月子里卧床时间长、活动少，肠蠕动减弱，或过量摄入高蛋白食物，水果、蔬菜摄入少，体内缺乏促进肠蠕动的纤维素，或由于会阴伤口疼痛，不敢用力排便，都会导致大便秘结。

2. 预防方法

（1）产妇在分娩后，应适当地活动，不能长时间卧床。一般顺产后6～8小时产妇可坐起，在床上翻身，产后24小时可下床活动。

（2）平时应保持精神愉快、心情舒畅，避免不良的精神刺激，因为不良情绪可使胃酸分泌量下降，肠胃蠕动减慢。

护理经

用手掌围绕肚脐进行顺时针按摩，可促进肠蠕动和恶露排出。

3. 护理方法

（1）叮嘱产妇多饮水，以促进肠蠕动，有利于大便排泄。

（2）在饮食上，要注意以下5点。

① 适当多吃纤维多的食品，如山芋、粗粮、芹菜等。

② 适当多吃水分多的食品，如雪梨等富含水分的水果。

③ 适当多吃能够促进肠蠕动的食品，如蜂蜜、香蕉、芋头、苹果等。

④ 适当多吃富含有机酸的食品，如酸奶有帮助消化与通便的作用，可适量饮用。

⑤ 适当多吃含脂肪酸的食品，如花生米、松仁、黑芝麻、瓜子仁等。

（3）若便秘严重，通过产妇自我调节无法缓解时，可咨询医生使用开塞露，局部润滑通便。

4. 产后便秘的调理

调理原则是以补血、养阴、润肠为主，可采用食疗，多吃易消化的食物，适当吃青菜及粗纤维的食物。

以下介绍4种预防及辅助治疗便秘的食谱。

（1）油菜汁。取新鲜的油菜，洗净后将其捣绞取汁，每次饮1小杯，每日饮用2～3次，可辅助治疗便秘。

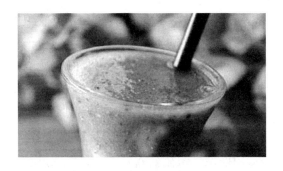

 护理经

　择好的油菜叶最好放在淡盐水中浸泡15分钟左右。

（2）茼蒿汤。取新鲜茼蒿250克，做菜或做汤食用，每日1次，连吃7～10天，可辅助治疗便秘。

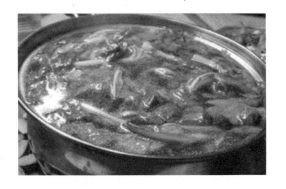

（3）蜂蜜芝麻糊。蜂蜜50克、黑芝麻45克研碎，调和蒸熟，每天食用2次。

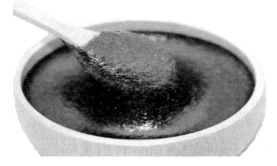

（4）韭菜粥。取韭菜50克、粳米100克，将韭菜洗净切碎，同粳米共同放入锅中，加水煮粥，可辅助治疗便秘。

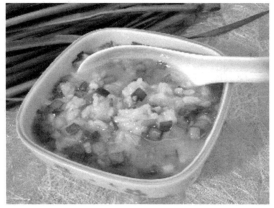

 护理经

　阴虚身热、身有疮病、患眼疾者忌食韭菜粥。

◎ 产后痔疮的护理

1.引发原因

产后痔疮主要有以下3个方面的原因。

（1）产后痔疮多是妊娠期痔疮的遗留问题。妊娠期因胎儿增大压迫直肠，使直肠肛门的静脉回流发生障碍，引起痔静脉曲张而形成痔疮。

（2）分娩时可造成肛门局部的痔静脉回流障碍，引起痔疮，甚至引起痔静脉的破损，导致血栓性外痔以及炎症性外痔。

（3）分娩后由于卧床较久，排便无力，使粪便在肠道中滞留时间过久而变得高度硬结，排便时容易使肛门受伤引起痔疮。

 护理经

　　肛肠专家认为，对于女性的产后痔疮一经发现要及时治疗，以免形成恶性循环，对工作和生活带来不便。

2.预防及护理方法

（1）勤喝水、早活动。由于产后失血，肠道津液水分不足，以致造成便秘，而勤喝水、早活动，可增加肠道水分，增强肠道蠕动，预防便秘。

（2）少食辛辣、精细食物，多食粗纤维食物。一些妇女产后怕受寒，不论吃什么都加胡椒，这样易引发痔疮。同样，过多吃鸡蛋等精细食物，可引起大便干结而量少，使粪便在肠道中停留时间较长，不但会引起痔疮，而且对人体健康不利。因此，产妇的食物一定要搭配如芹菜、白菜等纤维素较多的食品，这样消化后的残渣较多，大便时易排出。同时，还要适当补充一些增加胃肠蠕动的食物，如蜂蜜、酸奶、水果等，防止大便干燥、便秘，引起痔疮。

（3）勤换内裤、勤洗浴。这样不但能保持肛门清洁，避免恶露刺激，还能促进该部位的血液循环，消除水肿，预防外痔。

（4）早排便，必要时用开塞露。产后应尽快恢复产前的排便习惯。一般3日内一定要排一次大便，以防便秘。

 护理经

　　对产妇来说，根据实际情况，第一次排便即可使用开塞露润滑粪便，以免撕伤肛管皮肤而发生肛裂。

（5）提醒产妇平时注意不要久坐久立，既要卧床休息，又要保持一定的活动量，散步、产后康复操均可。

（6）指导产妇每天晨起做适当的"提肛运动"，养成定时排便的习惯。

◎ 产后盗汗的护理

1. 主要症状

产妇在婴儿出生后的几天内，比其他人更容易出汗，这是正常现象。产后盗汗是产后出汗的一种，主要表现为睡眠时间出汗，而醒来后出汗停止。

2. 引发原因

实际上，产后盗汗是非常常见的。在产后一周左右内的盗汗，是因为产妇皮肤排泄功能旺盛，会排出大量汗液，以夜间睡眠和初醒时更明显，属生理性盗汗。

产妇在整个月子期间，尿量和出汗量都会增加，这是由于产后机体在进行自我调节，属于正常的分娩后现象，随着产后天数的增加会慢慢好转。

3. 预防与护理方法

（1）室内温度不可过高，室温保持22～24℃，要适当开窗通风，保持室内空气流通，但产妇不要对着窗口吹凉风。

（2）产妇穿衣、盖被要合适，穿戴不要过多，盖的被子不要过厚，出汗多时用干软毛巾随时擦干，有条件者每天沐浴或用温水擦浴。洗澡后立即擦干，避免着凉。

（3）勤换内衣裤，衣服穿着舒适，以棉质为主。

◎ 产后脱发的护理

1. 引发原因

造成产后脱发的原因有很多，其中最主要的有四种：一是受特殊的生理状况影响，孕期到产后这段时间体内雌激素的变化易导致产后大量脱发；二是在生完孩子后，产妇精神高度紧张，休息不足，易造成脱发；三是哺乳期营养不均衡，饮食单调易造成脱发；四是坐月子期间不敢洗头、梳头，造成头皮受损，易脱发。

2. 预防方法

（1）保持心情愉悦。在孕期和哺乳期，产妇一定要保持心情舒畅，避免精神紧张，因为紧张的情绪只能加重脱发的程度。要认识到产后脱发是一个暂时的过程，不要过度害怕、焦虑，从而导致精神性脱发。

（2）注意合理饮食。应加强营养，不挑食、偏食。要多吃新鲜蔬菜、水果、动物性蛋白质、海产品、豆类、蛋类，以满足头发及身体对营养的需要。

3. 护理方法

（1）选择适合产妇的洗发用品，定期清洗头发。

（2）可以经常用木梳梳头，或用手指按摩、刺激头皮，可以促进头部的血液循环，有利于头发的新陈代谢，加速新发的生长。

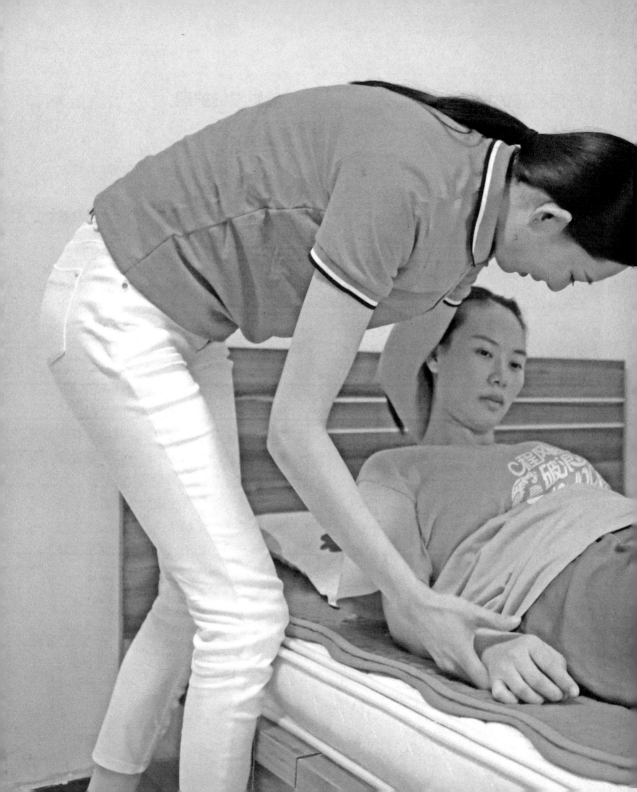

第 5 章

产妇心理
疏导与
形体恢复

◎产后心理疏导

产妇分娩前后容易受到多种因素影响，产生焦虑、紧张、不安等不良情绪，影响正常分娩和产后康复，特别是分娩前后心理落差、家人注意力转变（更加关注新生儿）等因素，造成产妇极易出现抑郁情绪，严重情况下威胁产妇身心健康。因此，有必要对产妇进行相应的心理疏导。

1.营造舒适环境

产后产妇比较虚弱，加之女性生理特征，所以要根据产妇需求进行室内温湿度调整，并创造安静舒适的环境，确保产妇能够得到充足的睡眠和休息，弥补分娩和产后初期体力消耗过大造成的心理负担。

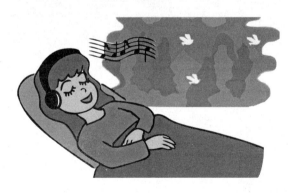

2.真诚关爱产妇

月嫂作为产妇产后护理的主体，产妇会对月嫂产生依赖心理，如果月嫂态度恶劣，会进一步加剧产妇不安心理，增加心理负担和产后压力。所以，月嫂要始终保持良好态度，以体贴态度对产妇予以关爱，通过微笑服务，以关切言语和热情态度，使产妇积极配合护理措施的实施，更好地进行身体恢复和产后哺乳。

3.帮助产妇获得心理满足感

要向产妇传授正确喂养知识、新生儿护理等知识，指导产妇通过正确喂养加强与新生儿亲密接触，鼓励产妇更多照顾和接触婴儿，使产妇获取心理满足和精神慰藉，避免各类不良情绪产生。

针对产妇因为会阴切口造成的切口疼痛、子宫异常收缩、排尿不畅、内分泌失调，以及剖宫产妇的伤口疼痛等，告知产妇这些疼痛和不适都是孕育新生命所必须经历的过程，让产妇能够主动适应和接受角色变化，获取更多哺乳自信心，使产妇获得更大成就感，明确自己作为"母亲"应有的责任和必须要经历的痛苦。

4.寻求产妇家属的配合

产妇家属是产妇身体康复和良好心态的重要责任主体。

（1）要在做好产妇护理的同时，指导和要求家属帮助产妇科学照顾新生儿，传授相关护理知识，让家属配合做好对产妇的鼓励和心理疏导，引导家属针对产妇的兴趣爱好，采取适当措施增加产妇产后生活乐趣，特别是要更加积极主动地照顾新生儿，减轻产妇的压力和负担。

（2）要引导产妇家属更多地关注产妇，通过轻松和谐、宽松愉悦的氛围营造，尽量减轻对产妇的不良刺激。

5.指导产妇合理饮食

合理饮食和充足营养是产妇获取良好心态和健康身体的基础。月嫂要指导产妇食用健康有益、助奶的食物，尽量避免食用刺激性食物，通过高质量食物的摄入，增强产妇体力，帮助产妇更好地恢复，有一个好心情，以积极乐观的态度接受各种变化。

6.加强产妇情绪监测

产妇产后抑郁危害性巨大，虽然前述措施都对产妇良好心态保持具有积极作用，但对产后抑郁问题同样需要采取措施予以关注。月嫂要做好产后抑郁事前预防，在前期积极服务获取产妇信赖的基础上，观察到出现不良情绪时要主动询问，了解详细情况。

 护理经

如果发现产妇产后抑郁持续存在或加重的时候，一定要尽快寻找专业人士帮助，进行药物和心理方面的治疗和疏导，控制抑郁情绪的发展。

 相关链接

引起产后心理变化的常见原因

1.生理落差

产前孕妇体内胎盘类固醇含量达到峰值，这类激素会让孕妇产生快乐的情绪，而在产后胎盘类固醇水平急速减少，这样的落差可能使产妇呈现出情绪低落状态。正常情况下，几周后身体会逐渐调整到平衡状态。

2.心理落差

新生命的降临对家庭而言通常意味着希望和未来，家庭成员难免会将焦点过度专注于新生儿，而忽略了刚刚经历一番磨难的产妇。另一方面，新生儿不具备自理能力与沟通能力，家庭成员会认为宝宝比母亲更弱小、更需要照顾。而在产前，孕妇本人毋庸置疑是家庭的中心，产后家庭成员焦点的改变，难免会让产妇感到心理落差，这个心理落差还具有"与宝宝争宠"的矛盾性，无可言说却难以纾解，只能憋在心里。

3.现实落差

现实落差可能出现的情况较为多样，常见情况有孕期对新生命的憧憬和喜悦心情会使人忽略了生产与养育宝宝的不易；婴儿降生后，产妇想成为全能母亲与现实中不具备经验而手足无措间的落差，容易让新晋妈妈们感到沮丧；家庭成员对如何照顾新生儿、如何度过"月子"期间的分歧等。

◎ 产后形体恢复

产妇受内分泌激素的影响，肌肉松弛，弹性纤维断裂，产生大肚腩、粗腰、妊娠纹等现象，不注意者很难恢复孕前的好身材。此时如果不进行合理的锻炼就容易造成子宫后倾，即常说的腰疼。因此在产后，月嫂应指导产妇适当练习产后操。

1. 产后操的作用

产后操的作用如下。

（1）可弥补产妇在产褥期活动的不足。

（2）促进腹壁和盆底肌肉张力的加强，防止产后尿失禁，以及膀胱、直肠膨出和子宫脱垂等。

（3）促进血液循环，预防血栓性静脉炎。

（4）促进肠蠕动，增进食欲及预防便秘。

2. 开始时间

（1）一般来说，自然分娩的产妇在产后3天左右就可以开始做一些轻微的运动了，但运动量不宜太大，时间不宜太长。

（2）侧切和剖宫产的产妇则在产后10天后再开始运动，动作从上肢按顺序进行，运动量可逐渐增加，时间可由短到长。

（3）做操时间为每日1次，每次30分钟左右，时间可逐渐延长，但一次不宜超过1小时。

 护理经

产妇可以根据自己的身体状况和运动难度来调整运动的时间，要是觉得做了10分钟身体就支撑不了，就要停止。

3. 锻炼顺序

开始之前可以按以下顺序先活动各关节及肌肉：手指关节→腕关节→肩关节→腰、背→会阴肌肉→盆底肌肉。

除上述运动外，还可增加下肢的运动，包括肌肉及韧带的锻炼。

4. 分节指导

● 深呼吸运动

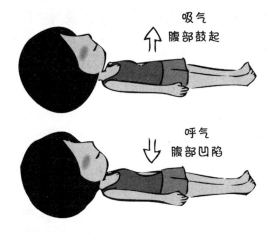

产后第1～3天可开始，目的是促进血液循环，增加腹肌弹性。

平躺，嘴闭紧，用鼻孔缓缓吸气，同时将气往腹部送，使腹部鼓起，再慢慢呼出，腹部会渐渐凹下去，重复8～16次。

● 缩肛运动

产后第1～3天可开始，目的是促进肛门、尿道、阴道括约肌的缩复，恢复弹性，防止松弛。

全身放松，深吸气的同时收缩阴道和肛门，像忍住排尿的感觉一样，然后呼气放松，可重复8～16次，站着、坐着或者躺着都可以进行。

● 上肢运动（乳房运动）

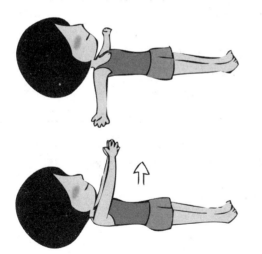

产后第1～3天可开始，目的是增加肌肉收缩力，减少乳房下垂。

仰卧平躺，两手臂向左右两侧伸直，接着上举直到双掌碰触后再恢复到原来的两侧平伸；或将上臂缓缓举过头，平举过头慢慢

收回。均可重复8～16次。

● 颈部运动

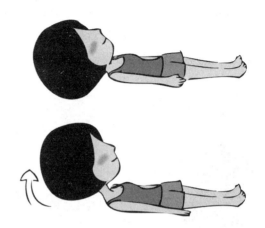

产后第1～3天可开始，目的是增加腹肌张力，使颈部和背部肌肉得到舒展。

仰卧，全身放平，双手放平，双腿伸直，将头部向前屈，使下颌贴近胸部，然后复原，重复8～16次。

● 下肢屈伸运动（臀部运动）

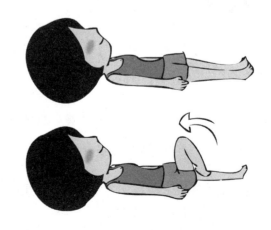

产后第3～10天开始，目的是促进腹肌收缩和子宫复原。

仰卧，两手放平于躯干两侧，将一下肢向腹部屈曲，尽量使大腿靠近腹部，小腿贴近臀部，然后伸直腿部放平。如此两腿交互操作。

● 下肢伸举运动

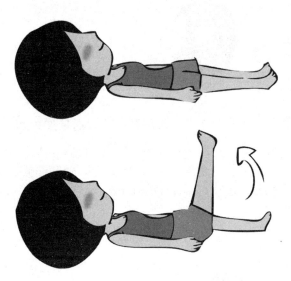

产后第3～10天开始，目的是促进子宫复旧和腹部收缩。

仰卧，平躺双手放平，将一只腿举高，脚尖伸直，膝部保持平直，腿尽量与身体保持成直角，然后将腿慢慢放下，再换另一只腿举高。

如此交替操作8～16次，再将双腿同时抬高放平，重复8～16次。

● 腰背运动（产道收缩运动）

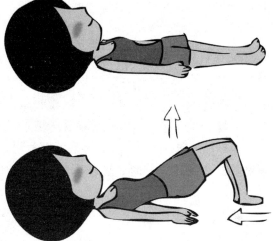

产后14天开始，目的是促进阴道收缩，防止松弛。

平躺仰卧，双腿张开约与身体同宽，平行，臀部抬高，脚跟往后缩，使与膝部成直角。身体完全用脚踝与肩部支撑着，接着再将双膝靠拢，紧缩臀部和阴道肌肉。可重复8～16次。

● 子宫收缩运动

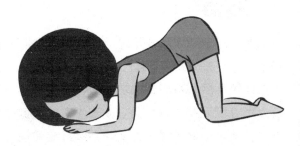

产后14天开始，目的是避免子宫位置异常及腰酸背痛。

跪姿，呈俯伏状。两膝分开与身体同宽，腰部伸直，胸部下伏至床面。腿部与平面呈垂直（膝胸卧位）。第一次做2分钟，以后增加至8分钟。

● 全身运动

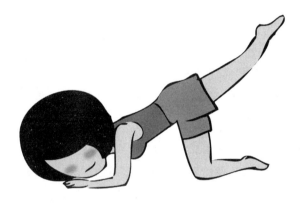

产后14天开始。

跪姿，以臂支撑床面，左右腿交替向背部高举，重复8～16次。

● 腹部运动（仰卧脚踏车）

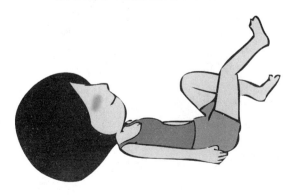

产后14天开始。

平躺在床上，双手伸直放在两侧，双脚做踩脚踏车动作，臀部要始终贴住床面，重复8～16次。

5.做产后体操的注意事项

（1）做产后体操时，必须得到医生、助产士的许可，在身体条件许可时进行，最好可以得到医护人员的指导帮助。

（2）应从轻微的运动开始，逐渐加大运动量，以配合体力的恢复。

（3）身体状况不好时，如发烧时，不要做操。

（4）吃饭后不要马上做操。

（5）做操前应排尿、排便。

（6）剖宫产术后的产妇，需注意腹部伤口，量力而行，锻炼中以不累及伤口为准。阴道和会阴切开或有裂伤的产妇，伤口恢复以前，应避免进行促使盆底肌肉恢复的动作。

（7）做操以身体不过度疲劳为限。

（8）腹直肌分离的人，需咨询医生戴上腹带后再做。

（9）锻炼应该持之以恒，每天坚持方可有效。

（10）室内空气要新鲜，室内温度适宜，产妇心情要愉快。以轻装进行锻炼为宜。

（11）在做操的过程中，可能会有恶露

反复，这是正常的，但不应有红恶露出现，恶露量也不应超过月经量。锻炼过程中一旦有出血或其他不适应，应立即停止，不可勉强。

◎产后复查指导

产后35～42天，产妇应携新生儿一起去分娩的产科医院进行身体检查，以便及时了解产妇恢复情况及新生儿健康状况，让医生给予及时指导。作为月嫂，须提醒产妇去做这些检查，同时要陪伴在产妇身旁，并负责照顾好新生儿。

1.产妇复查项目

产妇检查项目主要如下。

（1）检查子宫。这个检查不仅可以判断子宫恢复情况，还能判断产妇是否出血异常，以及产后炎症等问题。

（2）检查盆底。产妇分娩时会导致盆底肌肉、神经损伤，会给产妇带来一系列问题。对盆底的检查，能更好排除产妇是否存在子宫脱垂、膀胱脱垂等情况。

（3）检查乳房。虽然产妇因为喂奶的原因，乳房可能恢复不到孕前，但是产后42天对乳房进行检查，可以判断产妇乳房是否存在发炎、肿胀，以及是否能够健康哺乳等

情况。

（4）测血压。妇女产后一般血压都会恢复到孕期水平，但是有的产妇过于劳累，昼夜哺乳、带孩子，可能会造成血压异常，这就需要好好排查。

（5）尿常规检查。复查尿常规一方面有助于判断妊娠期合并高血压的产妇身体是否恢复，另一方面有助于判断产后是否合并尿路感染，以便及时给予治疗。

（6）血常规检查。对于妊娠合并有贫血、产后出血、感染的产妇来讲，复查血常规很有必要。

（7）查看伤口愈合情况。顺产的产妇如果侧切，则需要观察伤口，看愈合情况，是否存在其他妇科炎症等疾病；剖宫产的产妇则要看腹部手术伤口的愈合情况。

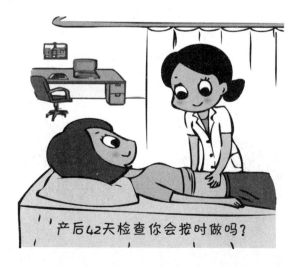

产后42天检查你会按时做吗？

2.宝宝复查项目

产后42天的检查需要带上宝宝，医生会对宝宝的身体进行一些评估，测量宝宝的身高、体重、胸围、头围，检查宝宝的肚脐、骨关节发育，评估宝宝智能发育等。具体内容见本书第10章：新生儿常规体检。

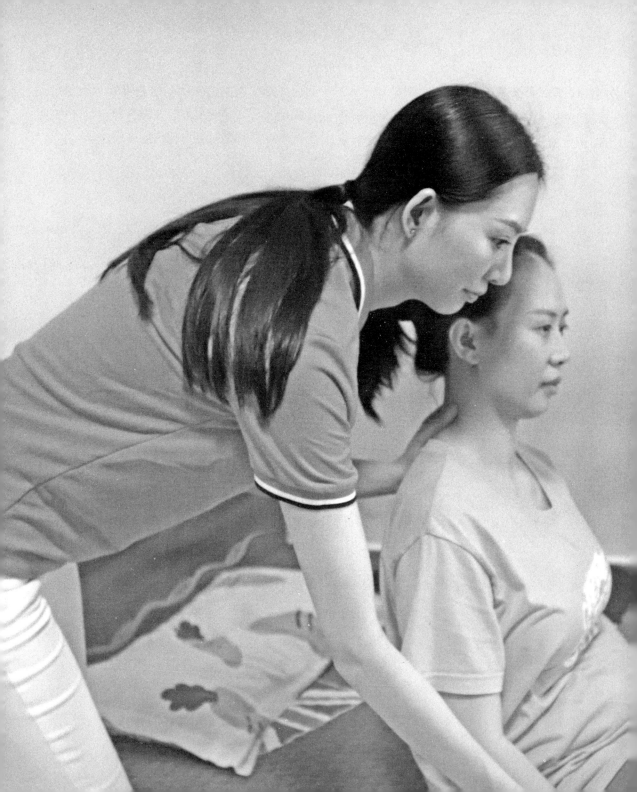

第**6**章

特殊产妇
护理

◎ 剖宫产产妇的护理要求

剖宫产是在分娩过程中，由于产妇或胎儿的原因无法使胎儿自然娩出，而由医生采取的一种剖开腹壁及子宫，取出胎儿及其附属物的过程。由于该手术伤口大、创面广，很容易产生术后并发症，所以做好术后护理是产妇顺利康复的关键。

一般来说，剖宫产产妇的护理要求如下。

1.尽早下床活动

术后产妇因为伤口疼痛不敢下床活动，月嫂应将术后早期活动的好处告知产妇并指导产妇活动。术后6小时，产妇可以在床上活动四肢并翻身，以预防血栓性静脉炎；术后24小时拔除导尿管后可尝试下床活动，第一次下床由于身体姿势突然改变很容易发生直立性低血压，所以应教导产妇采取渐进式改变体位的方法，由平卧至坐位至床旁站立，动作应该缓慢，每个体位改变都有停顿，产妇不感觉头晕时方可在室内行走，在改变体位时月嫂应在旁边协助，以免发生意外。

 护理经

下床活动前可用束腹带绑住腹部，这样走动时就会减少因震动碰到伤口而引起的疼痛。

2.及时大小便

一般剖宫术后第二天，在静脉滴注结束后导尿管会被拔掉，拔掉后3～4小时应提醒产妇排尿，以起到自然冲洗尿路的作用。如果产妇不习惯卧床小便，则可协助其下床去厕所，若再解不出小便，则应告诉医生，直至能畅通排尿为止，否则易引起尿路感染。

剖宫产后，由于伤口疼痛使腹部不敢用力，大小便不能顺利排泄，易造成尿潴留和便秘，如果有痔疮，情况将会变得更加严重，因此手术后应嘱咐产妇按照平时的习惯及时大小便。

3.清淡饮食

术后尽量避免摄取容易产气的食物，其他则依个人喜好适量摄取。避免油腻和刺激性的食物，多摄取高蛋白、维生素和矿物质以帮助组织修复。此外多摄取纤维素以促进肠道蠕动，预防便秘。其他饮食可以和自然分娩的产妇相同。

4.保持伤口清洁

目前剖宫产刀口大多数为横切口，横切口与皮肤的纹理是平行的，疼痛会轻一些，术后更容易恢复，瘢痕更小。住院期间及出院前，医生会给予常规换药；出院后，一周后可以自行取下敷料。要注意观察产妇伤口局部有无红、肿、热、痛等症状，或伴随发热症状，如有，要提醒产妇及时就医。根据实际情况，一般一周后产妇可以淋浴，但伤口局部要及时擦干。

如果产妇本身存在下列情况，则需特别注意伤口的状况。

（1）产程或破水时间过长。

（2）手术时间过长、术中出血较多。

（3）产妇本身抵抗力差，如患有糖尿病或营养不良。

（4）剖宫产之前已有绒毛膜羊膜炎。

（5）其他因素，如腹水、贫血、长期使用类固醇或以前接受过放射治疗等。

 护理经

产后月经恢复的时候要注意伤口是否疼痛，因为在伤口处易发生子宫内膜异位症，表现为经期时伤口处持续胀痛，甚至出现硬块。一旦出现此类症状，则应及早去医院就诊。

5.密切观察恶露

不管是自然分娩还是剖宫产，产后都应密切观察恶露。剖宫产时，子宫出血比较多，所以应注意阴道出血量，如发现阴道大量出血或卫生棉垫2小时内就湿透，且超过月经量很多时，就应及时通知医护人员。

正常情况下，恶露10天内会从暗红色变为淡黄色，分娩后两周变为白色，4～6周会停止。若超过4周还有暗红色的分泌物或产后两个月恶露量仍很多时，应到医院检查，看子宫恢复是否不佳，或子宫腔内是否残留有胎盘、胎膜，或是否发生合并感染。

6.宜取半卧位卧床

剖宫产术后的产妇身体恢复较慢，不能与自然分娩者一样，在产后24小时后就可起床活动，因此剖宫产产妇容易发生恶露不易排出的情况，但如果采取半卧位，配合多翻身，就会促使恶露排出，避免恶露淤积在子宫腔内，引起感染而影响子宫复位，也利于子宫切口的愈合。

7.适当按摩

生产后，在脐下方可以摸到一团硬块，即为子宫。可适当地按摩子宫，增强子宫收缩，避免发生产后大出血。

另外，静脉滴注或经口药中，大多有子宫收缩剂，产妇应按时将药物服完。生化汤也是帮助子宫收缩的汤剂，可于三餐之后服用。一般来说，子宫收缩会有轻微的疼痛感，但都在可以忍受的范围内，倘若服用止痛药后仍疼痛不止，应及时请医护人员处理。

若出现子宫异常压痛且合并有发烧症状时，可能是子宫内膜发炎。产后子宫细菌感染是剖宫产后最常见的并发症，产程过长、手术时间过长、术前产妇有贫血或术中出血较多，都容易引起感染，因此需遵医嘱进行预防性抗生素治疗以减少术后感染。

◎ 剖宫产产妇的饮食安排

由于手术中所采取的麻醉、开腹等治疗手段对产妇身体造成较大的伤害，因此剖宫产的产妇对营养的要求比正常分娩的产妇更高。

（1）剖宫产后6小时内，产妇应当禁食任何食物，因为此时肠腔内有大量气体，吃东西容易加重腹胀，嘴唇干裂也不要喝水，可以用棉签蘸水滋润。

（2）在手术6小时后，可让产妇喝点萝卜汤，帮助排气，减轻腹胀现象。还可以少喝一些温开水，帮助肠蠕动。

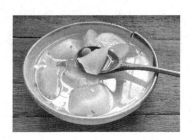

（3）术后第1天，一般以稀粥、米粉、藕粉、果汁、鱼汤、肉汤等流质食物为主，分6～8次进食。以肠道排气作为可以开始进食的标志。

（4）术后第2天，可吃些稀、软、烂的半流质食物，如肉末、肝泥、鱼肉、蛋羹、软面、软饭等，每天吃4～5次，保证摄入量充足。

（5）术后第3天就可以吃普通饮食了，

可选用主食350～400克、牛奶250～500毫升、肉类150～200克、鸡蛋2～3个、蔬菜和水果500～1000克、植物油30克左右，以有效保证乳母和新生儿的营养充足。

（6）术后第1周的饮食原则以清除恶露、促进伤口愈合为主。在饮食上，应讲究营养丰富、口感细软、易消化、少食多餐。

本周食谱推荐：萝卜汤、陈皮粥、小米红糖粥、山楂粥、麻油猪肝、山药薏米粥、甜糯米粥、红豆汤、西红柿鸡蛋汤。

（7）术后第2周饮食原则为调理气血、增加营养。这一周可以尽量吃一些补血食物，如猪肝、红枣、红衣花生、枸杞子等。同时，喝一些适合哺乳产妇的美味汤，帮助术后组织修复及促进母乳分泌。

本周食谱推荐：桂圆红枣粥、猪肚粥、鲫鱼汤、乌鱼汤、炒猪肝、山楂饮等。

（8）第3～4周饮食原则为滋补调养、提升元气。剖宫产后第3周，这时产妇的胃肠功能基本恢复完全，大部分产妇已经开始顺利哺乳，饮食原则与顺产产妇基本相同，以补充营养、调养体力、补血、理气，及促进乳汁分泌为目的，如鲫鱼汤、猪蹄汤、排骨汤都是很好的催乳汤品。第3周开始至哺乳期结束，食物应以品种丰富、营养全面为主。

本周食谱推荐：鸡汤面条、花生猪蹄汤、乌鱼通草汤、热牛奶、桂圆小米粥、花生大米粥等。

◎ 剖宫产产妇母乳喂养指导

毋庸置疑，剖宫产产妇也是一样可以母乳喂养宝宝的，但在最开始的时候会比顺产产妇困难些。

由于术后禁食禁水、伤口疼痛等原因，因此，剖宫产产妇可以采用侧卧姿势给宝宝喂奶。

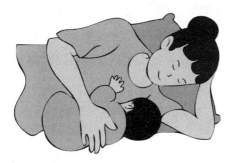

（1）把床放平，把床的栏杆拉起来，用枕头垫在后背。

（2）产妇可以拉着栏杆慢慢把身体移向床的一侧侧卧；用毛毯或卷起来的毛巾盖住腹部，以免宝宝踢到伤口；两腿弯曲，放个枕头在两膝之间，尽量放松，后背靠着枕头寻求支撑。

（3）由月嫂把宝宝抱到产妇身边，胸对胸，让宝宝的鼻子和上嘴唇对着产妇的乳头，等宝宝张大嘴巴时，马上抱着宝宝靠近乳房让宝宝含乳（不止含住乳头），开始喂奶。

（4）喂一侧乳房，直到宝宝自己松口，一般15~20分钟，尽量让宝宝保持清醒吃奶，喂奶时不要让宝宝穿太多。

（5）吃完一边，要换边哺乳，月嫂帮忙换到另一侧乳房喂奶。产妇转身要慢，先把脚放平，慢慢转动臀部，尽量不要碰到伤口。利用对侧的栏杆慢慢转身，并把枕头放在后背处。

 相关链接

剖宫产对母乳喂养的影响

剖宫产对母乳喂养的影响程度，取决于剖宫产的具体情况。

如果产妇先经阴道试产，后改为剖宫产，那么对母乳喂养的影响不大。先经阴道试产后改为剖宫产，相当于体内生理性分娩发动的过程，身体已为产奶做了一系列的准备。

但是选择性的剖宫产没有经阴道试产，体内生理性的分娩没有启动，身体对产奶准备不足，因而会对母乳喂养造成影响。但这种影响是可以改善的。选择性剖宫产产妇如果能够与宝宝尽早皮肤接触，让宝宝尽早且频繁吸吮，还是可以促进乳汁早期分泌和足量分泌的，和阴道分娩的产妇一样能成功母乳喂养。

对剖宫产产妇而言，如果有可能，应尽量让宝宝和产妇早一点进行皮肤接触。在早开奶方面，剖宫产产妇在手术后1个小时以上才能回到病房，这样宝宝就会错过生命之初第1个小时之内的早开奶，所以剖宫产产妇一旦回到病房要尽早让宝宝吸吮，尽量早开奶。

◎ 剖宫产产后形体复原指导

剖宫产的产妇与自然分娩的产妇不同，为了避免在复原运动中伤口疼痛或不小心扯裂，产后的复原操，最初是以呼吸为主，等到伤口愈合之后，才能进行较大动作的肢体伸展。

1. 产后深呼吸运动

（1）产妇仰躺于床上，两手贴着大腿外侧，将体内的气缓缓吐出。

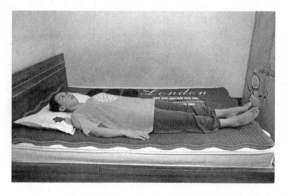

（2）两手往体侧略张开平放，用力吸气。

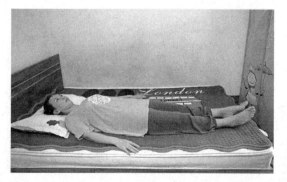

（3）一面吸气，一面将手臂贴着床抬高，与肩呈一直线。

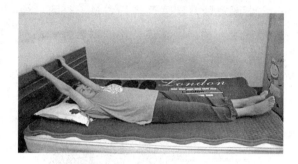

（4）两手继续上抬，至头顶合掌，暂时闭气。

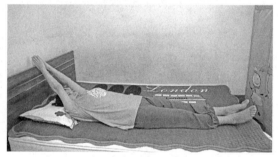

（5）一边呼气，一边把手放在脸上方，做膜拜状姿势。

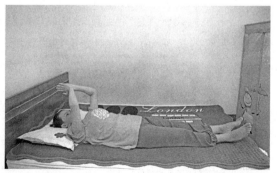

（6）两手慢慢往下滑，手掌互扣尽可能下压，同时呼气，呼完气之后，两只手放开恢复原姿势。反复做5次。

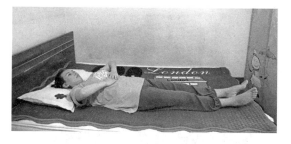

2.下半身伸展运动

（1）仰躺，两手手掌相扣，放在胸前。

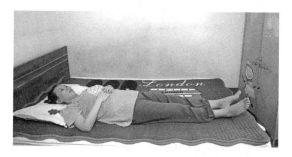

（2）右脚不动，左膝弓起。

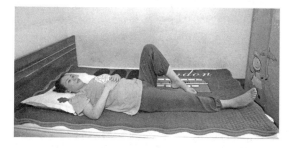

（3）将右腿尽可能伸直上抬，之后左右腿互换。重复做5次。

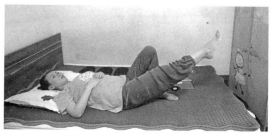

3.腹腰运动

（1）产妇平躺在床上，月嫂用手扶住产妇的颈下方。

（2）月嫂将产妇的头抬起来，此时产妇暂时闭气，再缓缓吐气。

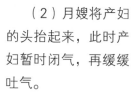

（3）月嫂用力扶起产妇的上半身，产妇在此过程中保持呼气。

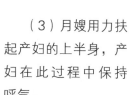

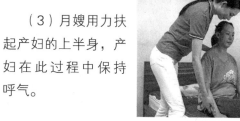

（4）产妇上半身完全坐直，吐气休息，接着再一边吸气一边慢慢由坐姿恢复到原来的姿势。重复做5次。

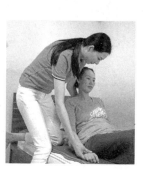

◎ 高龄产妇的护理要求

一般认为，年龄在35岁以上第一次妊娠的产妇属于高龄产妇。这些女性怀孕时，比正常育龄妇女怀孕的危险性明显增加，产后更要精心护理。

1.产妇饮食须知

（1）分娩3月内产妇忌多吃味精。由于味精内的谷氨酸钠会通过母亲的乳汁进入婴儿体内，使婴儿出现味觉差、厌食，甚至可能造成智力减退、生长发育迟缓等不良后果。

（2）分娩之初忌过多吃鸡蛋。医学研究表明，分娩后数小时内，最好不要吃鸡蛋。由于在分娩过程中，体力消耗大，出汗多，体液不足，消化能力也随之下降，若分娩后立即吃鸡蛋，会难以消化，增加胃肠负担。

（3）产妇忌多吃红糖。红糖固然营养丰富，具有温补性质，但由于红糖性温，若产妇在夏季过量喝红糖水，则会加速出汗，使身体更加虚弱，甚至中暑。

2.产后宜温补不宜大补

高龄孕妇产后都很虚弱，一定要吃些补血的食品，但不能吃红参等大补之物，以防虚不受补。

（1）比较适合的是桂圆、乌鸡等温补之物。

（2）要补充蛋白质。蛋白质可以促进伤口愈合，牛奶、鸡蛋、海鲜等动物蛋白和黄豆等植物蛋白都可适当多吃。

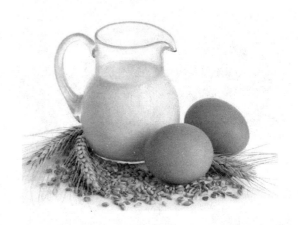

（3）对于所怀宝宝个头大的产妇，由于子宫增大压迫下肢静脉，易引起痔疮，所以还应多吃水果蔬菜。

总体说来，产妇的饮食宜清淡可口、易于消化吸收，且富有营养及足够的热量和水分，注意均衡摄取营养。

3.产后42天需静养

高龄孕妇产后首先要注意的就是静养。不仅是刚生完头几天要静养，在整个产褥期都宜在安静、空气流通的地方静养，不宜过早负重及操持家务。但一定要经常活动身体，可以散散步，呼吸一下新鲜空气，有益于身体机能的恢复。这是因为女性分娩以后，体内的凝血因子会增加，以促进子宫收缩和恢复，但是同时也具有止血功能，产后不动的话，严重的可能导致形成血栓。

4.产后要尽早下地活动

高龄孕妇中有60%都是剖宫产，手术后的第1天一定要卧床休息。在手术6小时后，应该多翻身，这样可以促进瘀血的下排，同时减少感染，防止发生盆腔静脉血栓炎和下肢静脉血栓炎。

在手术24小时后，产妇可下床活动，在48～72小时后，产妇还可以走得更多一些。这样可促进肠蠕动，减少肠粘连、便秘及尿潴留的发生。

护理经

到底慢走多久才算合适，还是要根据产妇的身体状况来进行调整。

5.严防慢性咳嗽和便秘

对于高龄产妇来说，一旦出现慢性咳嗽和便秘，一定要及时治疗。原因在于产后盆腔韧带松弛、盆底肌肉受伤，咳嗽时用力，可能造成子宫脱垂、膀胱膨出及直肠膨出，严重时甚至会小便失禁，也不利于盆底肌肉的恢复。比较好的办法是坚持做保健操，包括吸气、屏气、缩肛运动。

相关链接

高龄产妇护理注意事项

（1）产褥期有恶露排出，产生较多汗液，易感病毒及细菌，应经常擦洗淋浴。

（2）高龄孕妇产后身体的恢复较年轻孕妇要慢一些，这样更加需要精心的调养，不宜过早负重及操持家务。

（3）要及时调整好心态，心情放轻松，以快乐的心情迎接新生活的到来。

（4）产褥期还应注意保持心情开朗，预防产后抑郁症的发生。有研究表明，产妇的年龄越大，产后忧郁症的发病率就越高，这可能是跟产后体内激素的变化有关。

（5）身体代谢减缓，会导致高龄产妇产后出现皱纹、皮肤松弛、体形臃肿等各种问题，更应注意合理调整身心，科学搭配膳食。

（6）不要用凉水洗手或者使用凉水洗衣物等，凉水会刺激神经，引起产妇不适。

（7）产妇尽量不要被冷风吹到头部和腰部等部位，双脚也要做好保暖措施，这样有利于血液循环。

（8）在坐月子期间要多注意休息，保证睡眠，不要过于疲惫，这样有利于产妇的身体恢复和乳汁分泌。

（9）对于高龄产妇来说，由于身体和子宫的恢复都会更慢，短期内不宜再怀孕，所以更需要做好避孕措施。

◎ 高龄产妇的乳房护理

研究表明，高龄产妇比适龄产妇产后患上乳房疾病的概率高。因此，乳房保健对高龄产妇来说尤其重要。

1.选择合适的乳罩

（1）选择能覆盖住乳房所有外沿的型号为宜。

（2）肩带不宜太松或太紧，其材料应有一定的弹性。

（3）乳罩凸出部分间距适中，不可距离过大或过小。

（4）选择纯棉的材质。

（5）保证乳罩的干净卫生，洗完以后可把内面暴露在太阳底下晒干。

 护理经

宝宝断奶后产妇可以穿产后塑身专用乳罩，这样能有效地集中和托高乳房。

2.乳头、乳晕部位也要清洁

要注意正确哺乳，防止乳汁积蓄。

3.不要强力挤压乳房

产妇产后的睡姿不要长期保持一个姿势，也不要长期向一个方向侧卧，易挤压乳房，也容易引起双侧乳房发育不平衡。

4.不要过度节食或禁食

饮食可控制身体脂肪的增减，营养丰富并含有充足动物脂肪和蛋白质的食品，能让身体各部分储存脂肪，对于高龄产妇来说，如果过度节食或禁食，会使得产后身体各项机能难以恢复。

5.定期体检

产前要进行体检，确定乳房尤其是乳头的情况，如果有乳头凹陷等问题要及时在医生的指导下进行处理。产后如果出现乳房红肿、疼痛等情况也要及时就医，以防因乳腺炎影响哺乳。

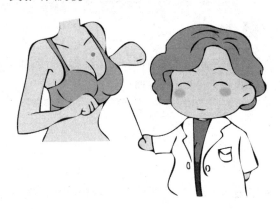

护理经

月嫂要提醒产妇，产后要经常进行乳房自查，每半年或一年要到医院用仪器对乳房进行一次检查，这对乳腺疾病，包括乳腺癌等的早发现、早治疗很有好处。

◎ 高龄产妇的心理护理

从临床上来看，产妇年龄越大，产后抑郁症的发病率越高，这可能与产后体内激素变化有关。从很多病例来看，大多产后抑郁症在产前就已有先兆，如常常莫名哭泣、情绪低落等。一旦发生了抑郁症，可按以下方法进行护理。

（1）要做到及时发现，及时鼓励产妇就诊。要了解产妇发生抑郁的原因，要消除不敢就诊、怕外人知道的顾虑。

护理经

及时就诊，不仅有利于产妇的产后康复，而且对家庭和宝宝也是非常重要的。

（2）针对产妇发生抑郁症的原因，如症状较轻者，为不影响其哺乳，拟进行心理疏导或认知治疗，帮助产妇消除产生抑郁的思想顾虑，增强信心和克服困难的勇气。

对于症状较重者，必须要用药物治疗的，

在心理医师的指导下服用抗抑郁药。一般用药4～6周后，能缓解抑郁症状，逐步恢复正常，再巩固维持4～6周，基本可以控制，以后逐渐在医师的指导下减药量，大多在3～6个月后可完全恢复。

护理经

采用药物治疗时，宝宝只能用人工哺乳，因为药物可能通过乳汁影响宝宝。

（3）在药物治疗的同时，也要结合心理疏导和认知治疗等，帮助产妇提高应对各种困难的心理承受能力和认识客观世界的态度。适当的健身活动有助于产妇身体的康复，对增强体质和治愈抑郁症也是有促进作用的。

（4）产妇家人的关心、照料也是帮助产妇克服抑郁的重要因素。因为产妇在产后身体比较虚弱，需要家人照顾，如能使她感到亲情的关爱、照顾，对产妇的心理有很大的安抚作用。

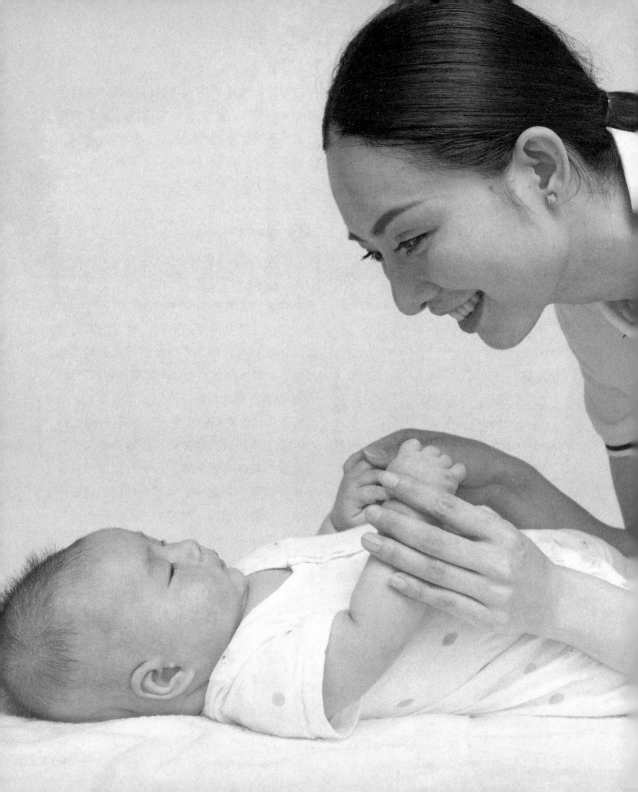

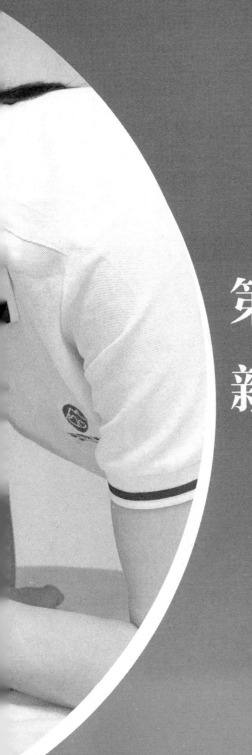

第二部分
新生儿护理

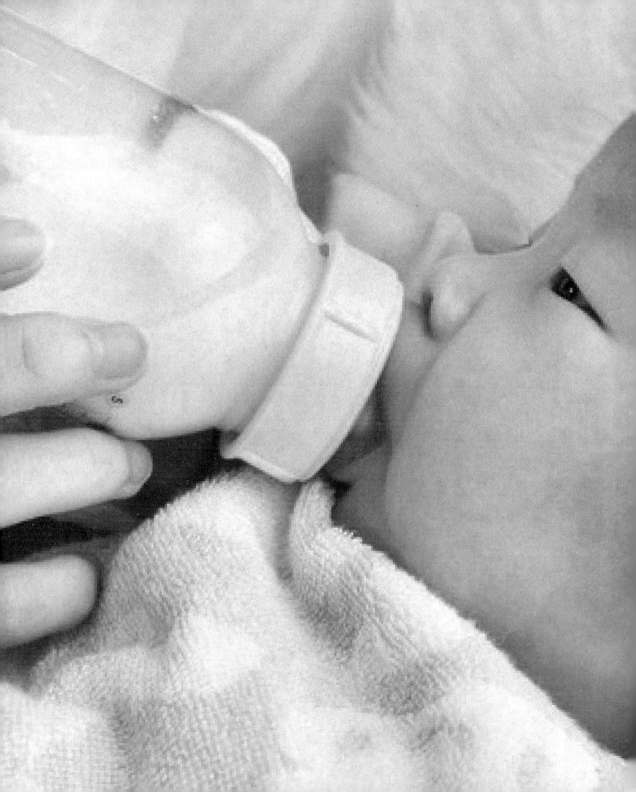

第 7 章

新生儿
喂养护理

◎ 母乳喂养

母乳是婴儿的第一天然食品，它为婴儿出生后最初几个月提供了所需的能量和营养素，并且在婴儿6～12个月，母乳也满足了婴儿一半或更多的营养需要。

1.母乳喂养的好处

（1）对产妇来说，母乳喂养的好处如下图所示。

好处一	减少乳腺疾病发生率
好处二	可消耗产妇孕期积累的脂肪，有利于体形的恢复
好处三	有利于子宫收缩，减少产后并发症的发生
好处四	延长产妇月经来潮期，延缓排卵

母乳喂养的好处

（2）对新生儿来说，母乳喂养有如下好处。

① 母乳有利于新生儿的消化和吸收。

② 母乳对新生儿DHA视觉神经发育起到很好的促进作用。

③ 母乳含有足够的氨基酸与乳糖等多种物质，能提高新生儿的免疫力。

④ 母乳喂养有利于母子情感的培养。

（3）对家庭来说，母乳喂养简便、省时、省力、经济，有利于家庭和睦、社会和谐。

2.母乳的分类

母乳可分为以下4类。

（1）初乳：即产后4～5天分泌的乳汁，其特点是色黄，较稠，蛋白质和矿物质含量高，有助于婴儿胎便排出。初乳含有丰富的抗体。

（2）过渡乳：即产后6～10天分泌的乳汁。此期乳中的蛋白质较初乳少，脂肪和乳糖较初乳多。

（3）成熟乳：即分娩10天至9个月后分泌的乳汁，脂肪含量高，有利于新生儿的身体发育。

（4）晚乳：即产后10个月以后分泌的乳汁，总量减少，各种营养成分含量也减少。

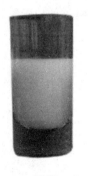 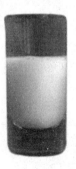 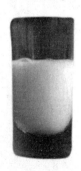

初乳　　　　　　过渡乳　　　　　　成熟乳

具体营养成分见下表。

各阶段母乳的营养成分

阶段	蛋白质/%	脂肪/%	糖类/%	矿物质/%
初乳	2.25	2.83	2.59	0.3077
过渡乳	1.56	4.87	7.74	0.2407
成熟乳	1.15	3.26	7.50	0.2062
晚乳	1.07	3.16	7.47	0.1978

3.哺乳时间和次数

出生后60分钟以内让新生儿吸吮母亲的乳房，可刺激乳汁早分泌。

只要新生儿饥饿或产妇奶胀就喂哺新生儿，喂奶间隔时间和持续时间没有限制。

新生儿胃容量小，母乳喂养不限量也不限次，尤其在产妇开奶前，要尽量让新生儿多吸吮，只要产妇奶胀了或新生儿饿了就让新生儿吸吮。

新生儿饥饿的表现有以下6种。

（1）主动张开嘴，寻找乳房。

（2）发出吸吮动作或响声。

（3）咂嘴唇、伸舌头。

（4）吃手。

（5）转头或寻找乳头。

（6）哭闹等。

新生儿出生后的1~8天最需频繁哺乳以促使母乳量迅速增多。对于嗜睡或安静的新生儿，应在白天给予频繁哺乳，以满足其生长发育所需的营养。

4.哺乳姿势

产妇在喂哺新生儿时要体温适宜、肌肉放松。可采取以下4种姿势。

（1）侧躺式。妈妈身体侧卧，用枕头垫在头下。宝宝侧身和妈妈正面相对，腹部贴在一起。为了保证宝宝和妈妈紧密相贴，最好用一个小枕头垫在宝宝的背后。

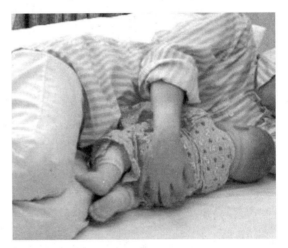

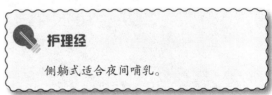

护理经

侧躺式适合夜间哺乳。

（2）摇篮式。妈妈用手臂的肘关节内侧支撑住宝宝的头，使他的腹部紧贴住妈妈的身体，用另一只手支撑着乳房。因为乳房露出的部分很少，将它托起来哺乳的效果会更好。

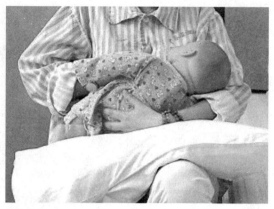

双腿放在身体侧腋下，宝宝上身呈半坐卧位姿势正对妈妈胸前，用枕头适当垫高宝宝，手掌托住宝宝的头，另一只手指张开呈八字形贴在乳头、乳晕上。

橄榄球式特别适合剖宫产的妈妈，可以避免宝宝压迫妈妈腹部手术切口，同样也适合乳房很大（或宝宝太小）或是喂双胞胎的妈妈。

护理经

> 妈妈在采用摇篮式哺乳时，如果在宝宝身下垫一个垫子，哺乳时会更轻松。

（3）交叉式。相比于摇篮式的姿势，把宝宝的身体稍微倾斜一点，这样宝宝在吃奶时，嘴的角度会有所变化，更容易吸奶。

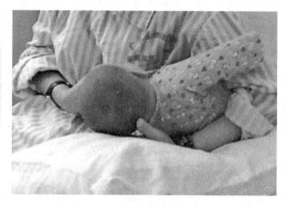

5.婴儿含接姿势指导

（1）指导产妇用乳头轻触宝宝的嘴唇，当其嘴张大后，将乳头和乳晕放入宝宝的口中。宝宝的嘴唇应包住乳头和乳晕或大部分乳晕，下巴紧贴乳房。

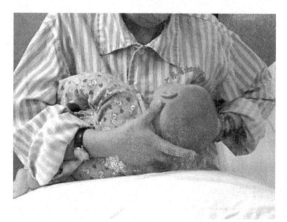

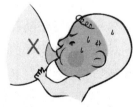
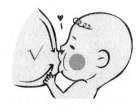

（4）橄榄球式。妈妈用手臂夹着宝宝的

护理经

如果宝宝不张嘴，需要用乳头刺激他的唇部，当嘴张大时妈妈快速将乳头送进宝宝嘴里。

（2）指导产妇用一只手的四指放于乳下，拇指放在乳房上方，呈C字形托起整个乳房喂哺，而不要用手夹着乳头往宝宝嘴里放，否则会把乳头上下的乳腺管堵住，影响宝宝吸吮。

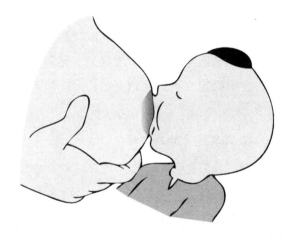

护理经

除非奶流量过急，宝宝呛奶时，不要以剪刀式手势托夹乳房。

（3）哺乳结束后，在宝宝停止吸吮时，轻轻用食指按压宝宝的下唇，使空气进入口腔，消除负压，再轻柔地将乳头从宝宝口中移出。避免在宝宝吸吮的过程中强行将乳头拉出，这样易使乳头破损。

喂奶时应两侧乳房交替进行，以免引起两侧乳房不对称。

6.让新生儿有效吸吮

如果宝宝在最初1～2周不能有效吸吮，月嫂可指导产妇进行以下处理。

（1）挤出乳汁，喂哺宝宝。挤奶有助于保持乳房柔软，使宝宝容易含接到乳晕，并有利于维持泌乳。

（2）不要使用奶瓶，因为奶瓶可能会导致宝宝出现乳头错觉，从而更难以接受妈妈的乳房。可将少量乳汁直接挤到宝宝口中，这样宝宝能够马上吃到乳汁，会更愿意试着去吸吮。

（3）应让宝宝频繁地接触妈妈的乳房，妈妈也应不断地与宝宝进行皮肤接触，从而让宝宝试着自己去含接乳房。

7.奶水不够的判断

从以下情况中可以判断出母乳不够吃。

（1）喂奶时听不到宝宝的吞咽声，宝宝吃奶时间长，并且不好好吸吮乳头，常常会突然放开乳头大哭不止。

（2）产妇常感觉不到乳房胀满，也很少见乳汁往外喷。

（3）哺乳后，宝宝常哭闹不止，入睡不

踏实，不久又出现觅食反射。

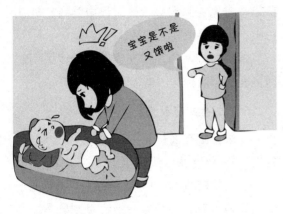

（4）宝宝大小便次数减少（每日正常应是6次以上），排便量少。

（5）宝宝体重增长缓慢或停滞。

8.奶水充足的判断

从以下情况中可以判断出母乳是充足的。

（1）宝宝体重充分增长，出生后7～10天体重恢复至出生体重，平均每周增加110～200克，1个月后增长600克及以上。

（2）吃足奶的宝宝在出生第四天以后每日排尿6次以上，且尿色清亮。

（3）奶水吃得多，排便也会增加。3～4天后大便颜色应从墨绿色胎便逐渐变为棕色或黄色。

（4）产妇乳房的变化。哺乳前乳房饱满，哺乳后变软。如果喂哺过程中乳房一直充盈饱满，说明宝宝吸吮无效。

（5）宝宝吃饱后会自己放开乳房，表

情满足。

9.前奶和后奶

母乳喂养时，宝宝先吸出的奶叫前奶，外观比较清淡、稀薄。前奶中水分含量较大，并含有丰富的蛋白质、糖分、维生素和免疫球蛋白等。

前奶以后的奶叫后奶，外观呈白色，比较浓稠。后奶中含有大量的脂肪、蛋白质和乳糖，能提供宝宝发育所必需的能量。

如果说前奶中的水分是给宝宝解渴，那后奶中大量的脂肪就是给宝宝解饿。所以，如果产妇在一侧乳房上哺乳时间过短，没有让宝宝充分吸空一侧乳房就换另一侧乳房喂哺，会导致宝宝不能得到充足的后奶而频繁饥饿。

10.母乳过多时的应对

当产妇母乳过多，宝宝吃不完时，必须挤出来。要是产妇的奶水太多，不及时挤出的话，就会形成淤积，很容易导致乳腺炎。因此，月嫂应指导产妇及时挤出多余的奶水。

具体方法如下图所示。

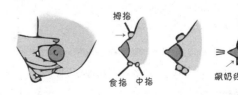

（1）放：将拇指、食指和中指分别放在乳头后面约2.5～4厘米的地方。

手指所在的地方不一定在乳晕的外围，因为每个人的乳晕大小不同。拇指在乳头上方，另外2个手指在乳头下方，形成字母C的形状。手指所在的地方下面必须是储存乳汁的乳窦。切记，手不要做成杯形托住乳房。

（2）推：向胸部方向推。

手指不要分开。如果乳房比较大，先向上托起，再向胸部方向直推。

（3）转：拇指和另外两个手指向前转动。

拇指和另外手指的转动可以按压和清空乳窦，而不会伤害乳房组织。

（4）有节奏地重复。有节奏地重复上述动作，使乳窦中的乳汁排出。放，推，转；放，推，转……

（5）转动。转动拇指和另外两个手指的位置，挤其他乳窦中的乳汁。每侧乳房两手都应该用到。

护理经

挤奶时请避免这些动作。

（1）不要挤压乳房，以免造成乳房瘀伤。

（2）不要拉扯乳头和乳房，以免造成组织损伤。

（3）不要搓揉推抹乳房，以免造成皮肤灼痛。

相关链接

不适宜母乳喂养的情况

（1）患慢性病需长期用药者。如癫痫需用药物控制者、甲状腺功能亢进尚在用药物治疗者、肿瘤患者正在抗癌治疗期间，这些药物均可进入乳汁中，对宝宝不利。

（2）处于细菌或病毒急性感染期者。感染期母亲常需应用药物，因大多数药物都可从乳汁中排出，如红霉素、链霉素等，均对宝宝有不良后果，应暂停母乳喂养。

（3）进行放射性碘治疗者。由于碘能进入乳汁，有损宝宝甲状腺的功能，应该暂时停止哺乳，待疗程结束后，检验乳汁中放射性物质的水平，达到正常后可以继续喂奶。

（4）接触有毒化学物质或农药等有害物质者。这些有毒物质可通过乳汁使宝宝中毒，故哺乳期应避免接触有害物质及远离有害环境。如已接触者，必须停止哺乳。

（5）患严重心脏病、心力衰竭者，哺乳会使母亲的心脏功能进一步恶化。

（6）患严重肾脏疾病、患有肾功能不全者，哺乳可加重脏器的负担和损害。

（7）患严重精神病及产后抑郁症者，会对宝宝的安全构成威胁。

（8）处于传染病急性期者，如母亲患开放性结核病、各型肝炎的传染期，此时哺乳，宝宝感染的机会将增加。

◎ 人工喂养

产妇患有疾病或其他原因不能喂母乳，而全部用其他奶类或代乳品喂养，称为人工喂养。目前有多种配方奶粉，分别适用于不同月龄的婴儿。配方奶粉不需要加热，直接用温开水冲调即可。

1.喂养时间安排

人工喂养的宝宝，需要间隔2～3小时进行喂养，间隔时间不要太短，以免造成宝宝胃肠及肾脏负担过重。

2.奶量的计算

人工喂养的宝宝前3天奶量以20毫升、30毫升、40毫升这样的幅度递增，每3小时喂哺一次，以后可根据宝宝的实际情况逐渐增加。如果宝宝在喂哺后能坚持3小时后再次饥饿，就说明上一次是喂饱了，反之则需要酌情增加。

两周后的宝宝可以按每日每千克体重150～200毫升的奶量给予喂哺。

 护理经

由于每个宝宝的胃容量不同，消化吸收功能不同，对代乳品的接受程度就会不同，所以奶量也会有差异。

3.冲调奶粉的步骤

人工喂养时冲调奶粉的步骤如下。

（1）冲奶前，月嫂必须先洗净双手。

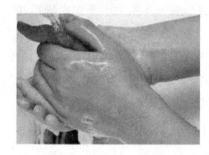

（2）取消毒过的奶瓶，先加入适量的温开水，水温最好在40～60℃之间。

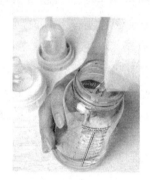

（3）加入正确数量的奶粉，将匙中的奶粉用筷子或刀子刮平，将奶粉倒入奶瓶。

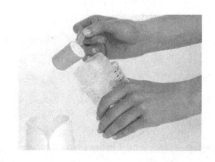

（4）套上奶嘴，左右搓摇奶瓶，使奶粉完全溶化。

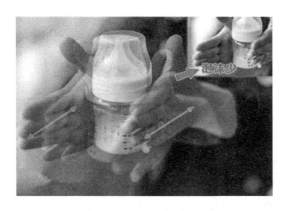

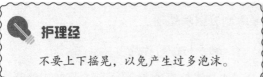

护理经

不要上下摇晃，以免产生过多泡沫。

（5）将奶瓶倒置，在手臂内侧滴一滴，确定温度是否合适。

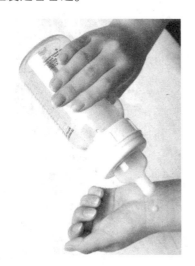

4.冲调奶粉的注意事项

月嫂在为宝宝冲调奶粉时，应注意以下事项。

（1）正确的冲调方法是将定量的40 ~ 60℃的温开水倒入奶瓶内，再加入适当比例的奶粉。建议使用煮沸后的白开水，将其冷却至合适温度。

（2）用量勺舀起奶粉，舀起的奶粉需松松的，不可紧压，量勺量取后应刮平，不可过多也不可过少。

（3）配方奶要尽量现配现用，一次未食用完的配方奶室温下可放置2小时，2小时内再次食用时应先加热。

（4）不要使用微波炉加热奶液，微波炉加热会使奶液受热不均，易造成宝宝口腔烫伤；也不要将宝宝吃剩的奶液持续放在温奶器上加热，以免造成奶液变质。

（5）奶粉用量要严格按照配方奶的说明要求，不同品牌的奶粉其配制比例不同。

（6）不可自行增加奶粉的浓度及添加辅助品，因为这样会增加宝宝的肠道负担，导致消化功能紊乱，引起便秘或腹泻，严重的还会出现坏死性小肠结肠炎。

（7）当新生儿患病服药时，不可将药物加到奶粉中给新生儿服用。

（8）奶具使用后要及时清洁消毒备用。

5.给新生儿喂奶步骤

月嫂给宝宝喂奶可按以下步骤进行。

（1）给宝宝戴上围嘴，以免浸湿衣服。

（2）把宝宝倾斜抱着。

（3）喂奶时，将奶瓶倾斜靠近宝宝嘴边。

（4）宝宝吸进奶嘴后，将奶充满整个奶嘴，并将奶瓶略为转动，以防宝宝吸入过多空气。

（5）喂完奶后将宝宝竖直抱起拍嗝排气。

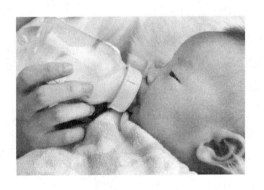

6.新生儿呛奶的应对

新生儿呛奶多为生理性的，因此在新生儿喂养的过程中应注意防止溢奶的护理。人工喂养时奶嘴开孔要适度，选择仿母乳奶嘴。一次喂奶量不宜过大。喂奶时奶瓶中的奶应该完全充满奶嘴，避免同时进入空气。喂奶后不宜过多变动新生儿体位，以免发生吐奶，预防呛奶的发生。

新生儿呛奶后，月嫂需要采取如下相关措施。

（1）宝宝发生呛奶后不能等待，应该立即进行紧急处理。

（2）宝宝呛奶后表现出呼吸道不通畅、憋气、面色红紫、哭不出声。此时应将宝宝趴在大人手臂或者大腿上，立刻稍用力地拍宝宝的背；或家长用双手拢在宝宝上腹部，冲击性向上挤压，使其腹压增高，借助冲击力，使气道呛奶部分喷出。

如果呛奶情况紧急，以上处理无效，则应该一边处理，一边送医院，即使是送医院，也一定同时继续以上紧急处理操作，绝不能坐等到去医院处理。

7.配方奶粉的存放

（1）建议在室温下通风、干燥、避光处存放配方奶粉。不建议放入冰箱冷藏保存粉剂配方奶，因冰箱内潮湿环境易使配方奶粉受潮、结块、变质，严重影响配方奶粉的品质和口感。

（2）对于罐装奶粉来说，每次开罐后务必及时将盖子密闭盖好，袋装奶粉则应及时封口，并储存在阴凉、干燥、清洁、无污染的地方，同时不可和其他易污染的物品混放，如洗涤用品、化妆品及油漆涂料等，以避免发生串味和污染，影响奶粉质量和安全。

（3）配方奶粉开启后要在规定时间内食用完。

（4）开封后的配方奶粉应使用原包装奶

粉桶包装，千万不要使用透明瓶罐分装，因为光线照射会破坏配方奶粉中的维生素等营养成分。

（5）奶粉在未开封时也要注意保存。光线强烈、温度过高、相对湿度过大，都可能使奶粉变质，或降低其营养价值，因此，应避免储存在电冰箱、库房或是室外，这些地方比较潮湿，可能会导致包装罐生锈或影响奶粉质量。

（6）在购买奶粉的时候也一定要注意奶粉的生产日期和保质期，以确保奶粉不过期或是剩余存放期不会过短；还必须保证包装洁净、无损坏、无漏洞，确保奶粉是新鲜的；不要购买包装罐有挤压变形、底部膨出、有泄漏或生锈的罐装配方奶粉，这类包装的奶粉可能不安全。

相关链接

奶瓶喂奶的注意事项

1.保证安静、舒适的喂奶环境

一定要找一个安静、舒适的地方坐下来，必要时用垫子或枕头垫好胳膊。把宝宝放在膝上，使宝宝的头部在你的肘窝里，用你的前臂支撑起孩子的后背。不要把宝宝放成水平，应该让宝宝呈半坐姿势，这样能保证宝宝呼吸和吞咽安全、容易，也不会呛着宝宝。

2.喂奶前测试奶速

在喂奶前，你应该提前检查奶的流速。

把奶瓶的盖子略微松开，让空气能够进入瓶内，以补充吸出奶后的空间。否则，会在瓶内形成负压，使瓶子变成扁形，宝宝吸吮会非常费力。这时宝宝可能会发脾气、生气或者不想再接着吃剩下的奶。出现这种情况时，可以轻轻地把奶嘴从宝宝的嘴里拉出让空气进入瓶内，然后接着喂奶。

3.诱使宝宝自己吸吮

可以轻轻地触碰宝宝靠近你一侧的脸蛋，诱发出宝宝的吸吮反射。当宝宝把头转向你的时候，顺势把奶嘴插入宝宝的嘴内。宝宝会一下子吸住奶嘴，与吸吮人的乳头一样，将整个奶嘴吸入口内。这时需要注意，不要把奶嘴捅得过深，以免呛着宝宝。

4.让宝宝以自己的速度吸食

有时宝宝在吃奶的过程中可能停下来，四处看看，玩一玩奶瓶等，这些都是宝宝应该得到的快乐。从宝宝刚刚学会吃奶时起，就应该让宝宝在吃奶时感到快乐。

5.与宝宝进行语言、眼神的交流

面对着宝宝坐下，正视宝宝的眼睛。不要单纯静静地坐着，要对宝宝说话、唱歌，你想发出什么声音都可以，但一定要保证声音听起来舒服、高兴，与现实环境相关。这就是宝宝最初喜欢的谈话方式，一定要对宝宝报以动作、手势和微笑。

6.喂奶中途更换手臂

在宝宝吃奶吃到一半的时候，换一下手臂，这样会给宝宝一个新的视角，而且产妇或月嫂还可以休息一下胳膊。

◎ 混合喂养

母乳确实不足时，混合喂养是最佳选择，要先喂母乳，再喂配方奶，夜间最好母乳喂养。也就是说，尽量多喂母乳，不足的部分用配方奶补充。

混合喂养虽然不如母乳喂养好，但在一定程度上能保证母亲的乳房按时受到婴儿吸吮的刺激，从而维持乳汁的正常分泌。就算婴儿每天只能吃到2～3次母乳，对婴儿的健康仍然有很多好处。

混合喂养每次补充其他乳类的数量应根据母乳缺少的程度来定，喂养方法有以下两种。

（1）补授法。补授法是在妈妈每次喂奶时，先让宝宝吃母乳，等宝宝吸吮完两侧乳房后，再添加配方奶。如果下次母乳量够了，就不必添加了。

补授法混合喂养的优点是保证了对乳房足够的刺激，这样实施的最终结果可能会重新回归到纯母乳喂养。建议6个月以内的宝宝采用补授法。

（2）代授法。代授法是指一次喂母乳，一次喂配方奶，轮换间隔喂食，适合于6个月以后的宝宝。这种喂法容易使母乳减少，逐渐地用配方奶、米粉、稀饭、烂面条等代授，可培养宝宝的咀嚼习惯，为以后断奶做好准备。

 护理经

混合喂养不论采取哪种方法，每天一定要让宝宝定时吸吮母乳，千万不要放弃母乳喂养。

 相关链接

宝宝不接受奶瓶怎么办

当给宝宝喂配方奶时，宝宝需要接受奶瓶喂养，但宝宝已经习惯了吸吮妈妈乳头的感觉，依恋妈妈身上的母乳味道，往往会拒绝使用奶瓶，该怎么办呢？

（1）对于不接受奶瓶喂养的宝宝，建议妈妈在夜间不要与宝宝同床睡；在喂宝宝吃奶时由月嫂抱起，使用奶瓶喂养时妈妈不要在场。

（2）连续几次只使用奶瓶喂养，不要宝宝一拒绝就用母乳喂养补偿。

（3）可以选择在宝宝愉悦时抱抱、亲亲他，趁此机会尝试将奶嘴放进他嘴里，千万不要在宝宝哭闹或生病时急于替换奶瓶喂养。

（4）奶具的选择很重要，尤其是奶嘴的选择。要选择柔软乳头状的奶嘴，而且奶嘴的孔径要和宝宝的月龄相匹配。

让宝宝接受奶瓶是一个循序渐进的过程，需要逐步训练，月嫂及产妇都要有足够的耐心，要相信宝宝一定会接受奶瓶喂养。

◎ 喂养后拍嗝

婴儿吃奶后，如果立即平卧床上，奶汁会从口角流出，甚至把刚吃下去的奶全部吐出，但是喂奶后把婴儿竖抱一段时间再放到床上，吐奶就会明显减少，医学上把这种吐奶称为溢奶。

1.溢奶的原因

婴儿溢奶属于十分常见的现象，而溢奶主要是因为婴儿胃比较浅，再加之婴儿食管下三分之一的环状括约肌尚未发育完全。因此，在喂食后，胃部胀大产生压力，括约肌的收缩强度又不足以阻止胃部食物回流，所以婴儿往往会出现吐奶、溢奶的现象。这种情况在新生儿身上较为常见。

随着月龄的增长，溢乳会自然消失，只要宝宝身体健康就不需要担心。如果宝宝是"咕"的一下吐出来，有可能是在打嗝。

2.为新生儿拍嗝

宝宝在6个月以前，吃完奶以后月嫂或家长要先帮他把嗝拍出来。

（1）在新生儿阶段，哺乳后应将宝宝轻轻抱起，头靠在月嫂肩膀上，用手摩擦或轻拍他的背部，使胃内空气排出。当宝宝面朝自己的时候，月嫂应注意自己的身体不要堵住宝宝的口鼻。

（2）两个月大的宝宝开始会自己打嗝了，

这时只要将他竖着抱起20～30分钟，轻轻拍打他的后背即可。

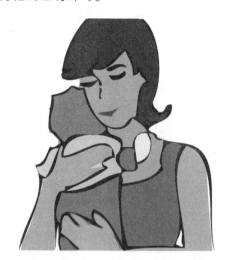

（3）拍完嗝后如果要将宝宝放下，尽量不要让他平躺，可用毛巾将宝宝上身稍微垫高一点，他就不容易把奶吐出来了。

（4）给宝宝喂完奶后，不要用力摇晃宝宝，剧烈的摇晃会让宝宝眩晕，严重者甚至会对其脑组织造成伤害，产生"婴儿摇晃症候群"的症状，而且宝宝的脑部器官相当脆弱，摇晃太剧烈的话，可能会有脑出血的危险。

 护理经

如果每次吃完奶后宝宝都吐得很厉害，像喷水一样，体重不但没有增加，反而减轻，就应该及时到医院就诊。

跟金牌月嫂学护理（图解版）

◎ 奶瓶的清洁与消毒

由于奶瓶和奶嘴中会藏有一些污垢和细菌，可能会危害到宝宝的身体健康，所以奶瓶和奶嘴的清洁和消毒至关重要。

具体要求如下。

（1）可以用专用的奶瓶洗涤剂，也可以使用天然食材制的洗涤剂，用刷子和海绵清洗干净。

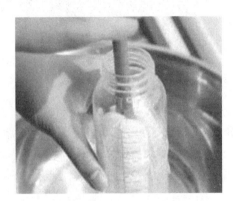

（2）奶嘴部分很容易残留奶粉，无论是外侧还是内侧都要用海绵和刷子彻底清洗。

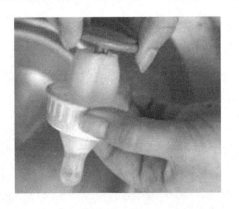

（3）为了防止洗涤剂的残留，奶嘴要冲洗干净，最好能将奶嘴翻转过来清洗内部。

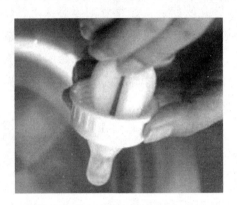

（4）锅里的水沸腾以后，就可以消毒奶瓶和奶嘴。奶瓶较轻容易浮在水面，将奶瓶内注满水即可沉没。

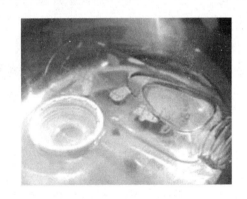

（5）煮沸3分钟后可将奶嘴取出；奶瓶煮沸5分钟取出。煮沸结束后，放在干净的纱布上沥水，再放入盒子内即可。

市售的全自动奶瓶清洗机，具备消毒、烘干功能，也可选择购买。

相关链接

奶瓶的消毒方法

1.煮沸消毒法

准备一个不锈钢的煮锅，里面装满冷水，水的深度，要能完全覆盖所有已经清洗过的喂奶用具。

如果是玻璃的奶瓶，可与冷水一起放入锅中，等水烧开后5～10分钟再放入奶嘴、瓶盖等塑胶制品，盖上锅盖再煮3～5分钟后关火，等到水稍凉后，再用消毒过的奶瓶夹取出奶嘴、瓶盖，待干了之后再套回奶瓶上备用。

如果是塑胶的奶瓶，要等水烧开5～10分钟之后，再将奶瓶、奶嘴、奶瓶盖一起放入锅中消毒，约再煮3～5分钟即可，然后用消毒过的奶瓶夹夹起所有的食具，并置于干净通风处，倒扣沥干。

2.蒸汽消毒法

使用蒸汽锅消毒前，先将所有的奶瓶、奶嘴、奶瓶盖等物品彻底清洗干净，然后再一起放入，按上开关，待其消毒完毕，会自动切断电源。

如果很多奶瓶，可以累积到一定的数量或消毒锅可容纳的大小，再一起进行消毒工作。

◎早产儿喂养

胎龄在37足周以前出生的活产婴儿称为早产儿或未成熟儿。其出生体重大部分在2500克以下，头围在33厘米以下。其器官功能和适应能力较足月儿差，应给予早产儿特殊护理。

1.早产儿的喂养方式

由于早产儿特殊的体质，更要坚持母乳喂养，母乳中的营养成分和免疫物质是任何代乳品都不能比拟的。特别是初乳中各种人体必需的元素，如蛋白质、脂肪酸、抗体的含量都高，正好适合快速生长的早产儿生长所需。

由于早产儿生长发育快，需要更多的能量供应，就要保证母乳中的能量供给不能慢于早产儿生长发育的需要，所以早产儿要在母乳喂养的基础上制定合适的喂养方案。

（1）住院期间，在医生指导下，一般使用母乳加母乳强化剂或院内专用配方，使早产儿达到宫内生长速率。

（2）出院前与医生、护士沟通，详细了解早产儿的喂养量以及喂养频率。

（3）出院后，使用母乳加母乳强化剂或出院后专用配方，帮助实现早产儿的追赶性生长。母乳强化剂每次要现配现吃，以免造成婴儿胃肠不耐受。

此方案应用至校正宝宝月龄3～6个月。理想的目标是宝宝所有生长参数（包括体重、身长和头围）均达到校正月龄的第25百分位，即可转换为纯母乳或婴儿配方奶喂养。

2.早产儿的喂养细节

早产儿各项功能尚未成熟，喂养早产儿需要更多的细心及耐心，喂养时要注意观察早产儿的面色、呼吸、吸吮力、吞咽协调性等。

（1）月嫂如果发现宝宝吸吮无力，吸奶节奏缓慢，就应适当地活动一下宝宝。一般可用手轻轻揪搓一下宝宝的耳朵，也可以改变一下抱姿，以此唤起宝宝的兴奋度，使其继续吃奶。如果仍不能唤醒宝宝，就不必勉强，让他安然入睡，可视宝宝的需要将下次喂养时间提前。

（2）月嫂在喂养宝宝时，如果发现其呼吸暂停同时面色转暗，就应立即停止喂养，同时拍打宝宝背部刺激呼吸。待宝宝呼吸频率正常，面色正常后再继续喂养。

（3）每次喂完奶后，要将宝宝竖着抱起来，为他拍嗝。稍后将宝宝放下，垫高上半身，斜坡放置，并向右侧卧，以防止溢奶呛入气管。

◎ 新生儿喂水相关问题

1.母乳喂养是否需要喂水

水是人体的重要组成成分，所有的物质代谢和生理活动都需要水参与。水对婴儿尤为重要，婴儿体内含水占体重的70%～75%，比成人的高，而且婴儿代谢旺盛，对水的需要量相对较多。母乳中含有80%的水分，能充分满足婴儿对水的需要。

因此，6个月内纯母乳喂养的婴儿不需要额外喂水。

2.人工喂养是否需要喂水

对于人工喂养的婴儿来说，只要配方奶的浓度严格按照说明书的要求进行配制，乳品中的水分也能满足婴儿的需要，所以一般情况下，婴儿不用再额外补充水分。

但如果在炎热的季节里，环境温度高，宝宝有口渴的表现，或体温升高、皮肤出现汗疱疹、尿色黄、尿量少时，可在两顿奶之间喂水，每日2~3次即可。

　　如果宝宝拒绝，则不要强迫其喝太多水，也不要给宝宝喝糖水，宝宝进食糖水后会因为糖水的口感好而不爱喝奶，糖水会使宝宝饥饿时间延长，减少乳品的摄入，长时间会造成宝宝的营养不良。

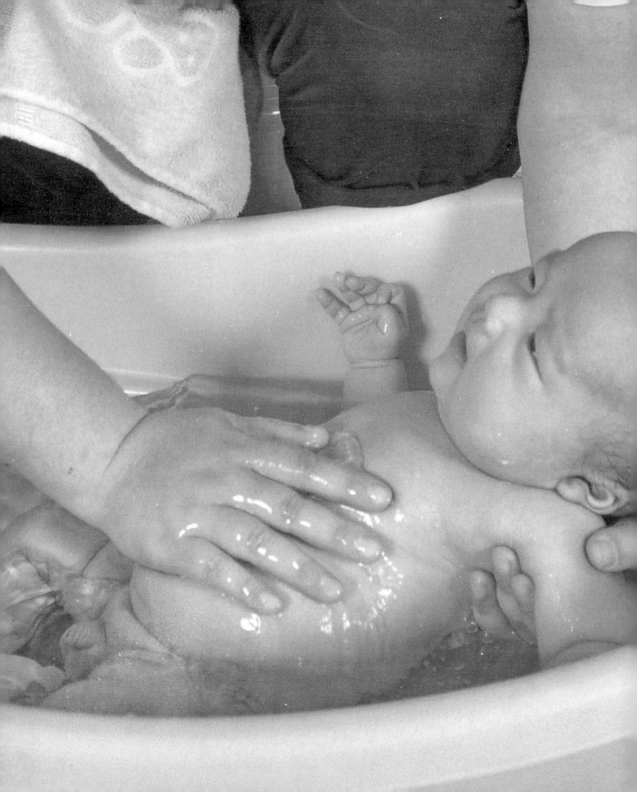

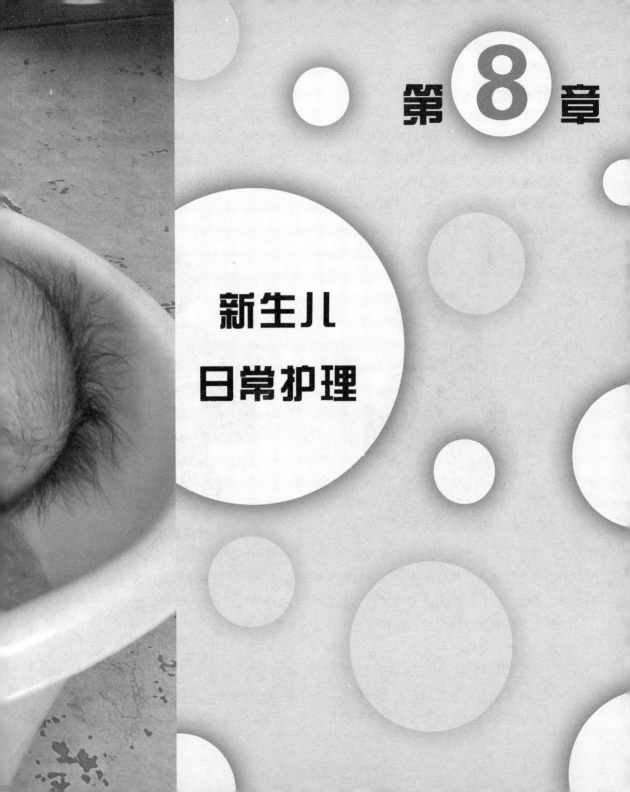

第**8**章

新生儿
日常护理

◎托抱新生儿

新生儿的身体很柔软，尤其是颈部与脊椎，自己根本不能抬起头或将头四周转动，只能依靠月嫂的帮助完成转动。

常用的托抱新生儿的方法有两种，一种是腕抱法，一种是手托法。

1.腕抱法

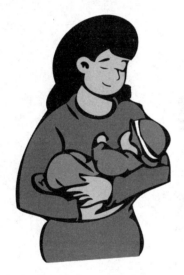

将宝宝的头放在一边的手臂弯里，以肘部护着宝宝的头，腕和手护着宝宝的背和腰部。同时，另一只手的小臂伸过护住宝宝的腿部，手托着宝宝的屁股和腰部。这一方法是最为常用的姿势。

在抱宝宝的时候，切记不能竖着抱宝宝。新生儿的头部占全身长的四分之一左右，若是竖着抱宝宝，宝宝的颈椎将会承受整个头部的重量，宝宝在出生到两个月的时候，颈部的肌肉尚未发育完全，竖直抱法会给宝宝的颈椎带来不可小视的伤害，这些伤害会在宝宝的成长中体现出来，带来的影响也是比较大的，因此要特别谨慎。

2.手托法

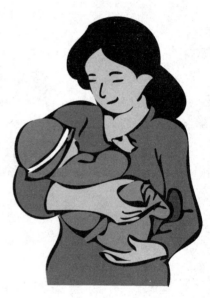

用一只手托住宝宝的背、脖子、头，另一只手托住他的小屁股和腰部。这一方法比较多用于把宝宝从床上抱起和放下之时。

 护理经

3个月前的宝宝颈部力量很弱，还无法支撑自己的头，所以月嫂在抱起和放下宝宝的过程中，应始终注意支撑着他的头。

◎ 新生儿睡眠护理

新生儿是在睡眠中进行细胞分裂和生长发育的。

1.新生儿睡眠特点

新生儿的睡眠时间比较长，一天睡18 ~ 20小时，每个睡眠周期为40 ~ 60分钟。一般情况，新生儿会连续睡3 ~ 4个周期，也就是每次大约睡3 ~ 4小时，肚子饿了、尿湿不舒服了，新生儿才会醒。

由于每个新生儿的睡眠存在个体差异，所以不能只从睡眠时间来评定睡眠是否已经足够，而要对新生儿进行全面观察。如果满足以下3点，即使睡眠时间比一般新生儿少一些，也可以认为睡眠是充足的。

（1）白天活动时精力充沛，不觉疲劳。

（2）食欲好，吃奶津津有味。

（3）在饮食正常的情况下，体重随年龄增长而增加。

2.新生儿睡眠环境

为新生儿营造良好的睡眠环境是保证新生儿高质量睡眠的前提。为新生儿营造良好的睡眠条件有以下3个方面。

（1）宝宝居室的温度以18 ~ 22℃为宜。在寒冷的冬季，要注意居室保暖；在炎热的夏季，要注意居室通风，使用电风扇和空调时不要直接对着宝宝吹，空调也不宜开得太久或制冷温度太低。

（2）宝宝居室的相对湿度以50% ~ 60% 为宜。过于干燥的空气会使宝宝呼吸道黏膜变干，抵抗力下降，也可发生呼吸道感染，因此需要保持室内一定的相对湿度。

（3）宝宝睡觉时，房间内的光线要适度，不可太亮，以免刺激宝宝的眼睛。

3.新生儿睡姿要求

睡姿直接影响到新生儿的生长发育和身体健康，月嫂应指导产妇及家人经常为新生儿变换体位，更换睡眠姿势，不要让睡姿固定不变。

（1）宝宝出生时保持着胎内姿势，四肢仍屈曲，为使在产道咽进的羊水和黏液流出，出生后24小时以内仍要采取侧卧位。

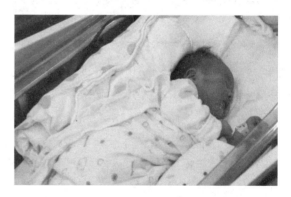

（2）宝宝的头颅骨缝还未完全闭合，如果始终或经常地向一个方向睡，可能会引起头颅变形。比如长期侧卧会使宝宝头形歪偏，长期仰卧会使宝宝头形扁平。正确的做法是经常为宝宝翻身，变换体位，更换睡姿。不过，吃奶后要侧卧不能仰卧，以免吐奶。

（3）宝宝侧卧时，不要把他的耳轮压向前方，否则耳轮经常受折叠容易变形。

（4）无论采取哪种睡姿，宝宝舒服最重要。但不要因为怕他睡不踏实而长时间搂抱其入睡，这样做不利于宝宝脊柱的发育，而且也存在安全隐患。

（5）新生儿生理弯曲尚未形成，其脊柱是直的，平卧时背和头部在同一个平面上，而且新生儿的头相对较大，几乎与肩同宽，所以新生儿不需要垫枕头。

护理经

要保证宝宝头部周围空间宽敞，不能有手绢、毛巾等杂物，以防婴儿窒息的发生。

4.培养新生儿良好的睡眠习惯

有些新生儿夜间哭闹不睡，白天反而熟睡不醒。这不仅妨碍父母休息，也使四邻不安。遇上这种情况怎么办？其实不必着急，因为在母体内，婴儿是不分昼夜的，出生后尚未适应外界环境，睡眠规律尚未形成，不会分辨白天黑夜。出生后，就需要家长帮助婴儿将日夜区别清楚。

（1）白天不必刻意弄暗室内光线，或降低音量。当宝宝醒来时，逗一逗他，让他兴奋起来。该喂奶时，如果宝宝还不醒，可以帮他脱掉衣服，抚摸他的脸，或是挠挠他的脚心，也可以跟他说说话。

（2）到了夜晚，给宝宝固定的睡眠暗示，每次睡觉前都做相同的事情，做完就让他睡在床上。比如，先给宝宝洗一个热水澡，然后给他喂奶、换尿布。

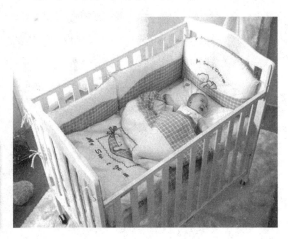

每天坚持这么做，就会让他形成习惯，知道以后每次做这件事时，就是"我该睡觉啦"。如果宝宝夜里醒来，就不要逗他，只开一盏夜灯就行，喂他吃完奶后轻轻拍他入睡。

护理经

解决宝宝日夜颠倒的问题需要一个过程，家长一定要有耐心。

◎ 新生儿大小便护理

刚刚出生的新生儿，每天最重要的事情，除了睡觉，就是吃奶和大小便。做好新生儿的大小便护理，对于月嫂来说，也是一门大学问。

1.新生儿大便的状况

大多数新生儿出生后12小时内开始排出粪便，即"胎便"。出生后第一天排出的完全是胎便，颜色通常是深绿色、棕黑色或黑色，呈黏糊状，没有臭味。

接下来几天，粪便颜色逐渐变淡，一般在3～4天内胎便排尽，新生儿粪便转为黄色。

如果新生儿出生24小时以后不见胎便排出，应报告医生，请其进行检查，看看有无肛门及有无腹部膨隆和包块等情况，以确定是否有消化道的先天异常。

2.新生儿小便的状况

多数新生儿出生后第一天就开始排尿，但尿量很少，小便次数开始也不多，第一天只有2～3次；尿色开始较深，一般呈黄色，以后随着开始喂奶，新生儿摄入的水分逐渐增加，小便总量逐天增加，小便次数也逐渐增多，到出生后一周小便次数可增加到每天10～30次，小便颜色也慢慢变淡。

少数新生儿出生后刚排出的小便略带砖红色，这是由于尿酸盐沉积所致，属正常现象，一般不必特殊处理，只需增加喂奶量，过几天即可逐渐消失。

3.新生儿大小便的规律

新生儿大小便有一定的规律，月嫂要了解这些规律并告知其家长，这样会减轻新生儿大小便护理的负担，也可减少新生儿患尿布疹等病症的风险。新生儿大小便规律如下。

（1）新生儿一般在吃奶之后15分钟左右就可能排尿，然后隔10分钟左右可能又会排尿。

（2）由于喂养方式的不同，新生儿的大便会有所差异。有些母乳喂养的宝宝一天大便3～4次，有些7～8次，甚至还有一天十几次，也有些宝宝2～3天才有一次大便。

（3）新生儿大便前一般会有些表现，如发呆、愣神、使劲等，这时应及时发现并抱起他，帮助他顺畅排便。

4.新生儿大小便后的清洁处理

新生儿不懂得控制大小便，屁股经常会沾上大小便，一旦发现新生儿大小便，不要怕影响宝宝睡眠而不给他清洗，应及时清洁并更换尿布，否则容易导致新生儿患尿布疹等。

（1）男婴便后清洁。男宝宝的会阴部也兼有排泄和生殖的功能，且阴囊和阴茎的皮肤皱褶很多，汗腺也很多。大量的汗液、尿

117

液及粪便残渣易污染到阴囊和会阴区，一定要经常清洗和护理，否则会导致细菌的繁殖。具体步骤如下。

① 轻轻提起宝宝双踝，以方便擦拭宝宝的肛门和周围的皮肤。擦拭时要从阴茎向肛门的方向擦拭。

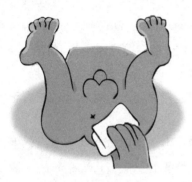

② 清洁阴茎时，要顺着离开宝宝身体的方向擦拭，然后轻轻地扶直宝宝的阴茎，再温柔地擦拭阴茎根部和阴囊表面褶皱的皮肤。注意不要用力拉扯宝宝的阴茎。

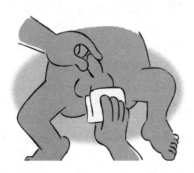

③ 大腿根部和周围褶皱的皮肤也要擦拭干净。清洗干净后，等小屁股干透，可以涂上护臀膏或其他护肤品，穿上纸尿裤。

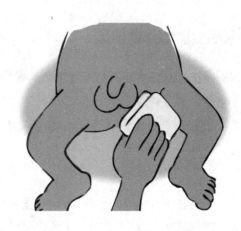

💡 **护理经**

男宝宝的阴茎和阴囊布满神经和纤维组织，月嫂在清洗时，要特别注意，不要因为紧张慌乱，挤压到宝宝的这些部位。另外，污垢很容易聚集在宝宝阴茎根部和阴囊皮肤皱褶间，月嫂应仔细擦拭干净。

（2）女婴便后清洁。由于女宝宝的尿道比较短，且生殖器处在尿道口和肛门的中间，容易受到大小便残留的液体和残渣的污染，一定要及时清洗，否则不但容易发生红屁股，严重时还会导致尿道炎、阴道炎等疾病，具体清洁步骤如下。

① 把纸尿裤解开后，先用湿巾把宝宝会阴周围和肛门处的污物擦掉。注意擦的时候，要从上往下、从前往后擦，以免污染了会阴。

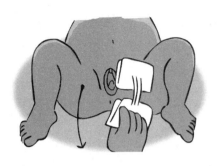

② 接着用干净的湿巾轻轻擦拭宝宝的阴唇。为防止伤害到宝宝，阴唇内侧最好不要擦拭。

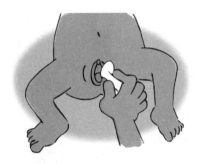

③ 最后是清洁大腿根部，尤其要注意皮肤褶皱处的清洁。擦拭的时候，动作一定要轻柔。

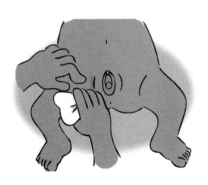

 护理经

女婴的会阴处不能使用爽身粉，因为爽身粉的粉尘极易从阴道口进入阴道深处，甚至内生殖器，从而导致感染。

5.更换纸尿裤的方法

更换纸尿裤具体步骤如下。

（1）打开一个新纸尿裤，把有腰贴的半边放在宝宝的脏尿裤下面，注意新纸尿裤的顶端应该放在宝宝腰部的位置。

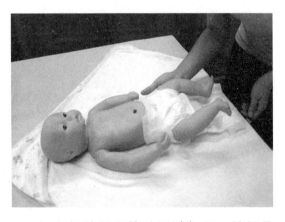

（2）把脏纸尿裤的腰贴打开，并折叠（以免粘住宝宝的皮肤），然后将脏纸尿裤的前片拉下来。

如果宝宝是个男孩，最好用一块干净的布或者另一块尿布赶快遮住他的阴茎，以免他突然撒尿。

（3）将脏纸尿裤的前片拉下来。

跟金牌月嫂学护理（图解版）

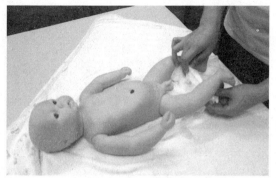

片向上拉起，盖住宝宝的肚子。在他的脐带残端干燥脱落之前，注意不要让尿裤遮住脐带残端。

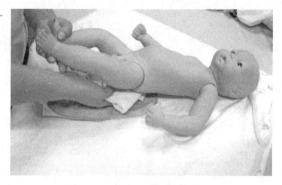

（4）一只手抓住宝宝的两个脚踝，轻轻往上抬，另一只手把脏的纸尿裤在宝宝屁股下面对折，干净的一面朝上，防止宝宝的脏屁股把下面要替换的干净纸尿裤弄脏。

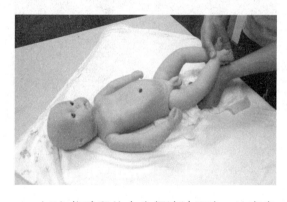

（7）把纸尿裤两端的腰贴粘牢，但也要注意不能太紧，以免勒着宝宝，以能容下月嫂的1个手指为宜。同时还要小心，不要让腰贴粘到宝宝的皮肤。

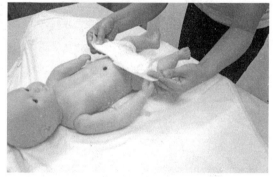

（5）将残留的大小便清洁干净，让宝宝的屁股自然晾干，或用干净的布轻轻拍干。必要时，还要涂上护臀膏。

　　如果要换下的纸尿裤很脏，给宝宝清洗的时候，可以在他屁股下先垫一块布、毛巾或者一次性尿垫，以免弄脏新纸尿裤。

　　（6）把脏纸尿裤取走，将新纸尿裤的前

　　注意让宝宝两腿间的尿裤尽量平展，让宝宝尽量舒服。如果纸尿裤在那里挤成一团，皱皱巴巴，宝宝会很不舒服，而且皮肤也可能会被擦伤。

6.更换尿布的方法

给宝宝更换尿布前，月嫂要洗净自己的双手，并将折叠好的干净尿布装进尿布兜（或尿布裤）里，具体步骤如下。

（1）用一只手抬起宝宝的臀部，然后向臀部下方塞进尿布兜。

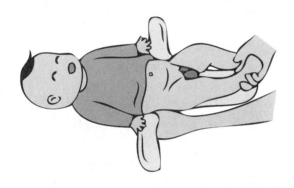

（2）将宝宝的下半身擦拭干净，然后擦干，必要时涂上婴儿护肤霜。

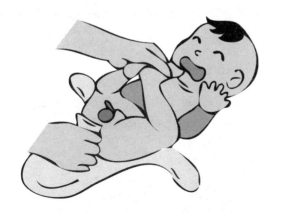

（3）适度分开双脚，让宝宝双腿夹着尿布，并自然地调整尿布形状。

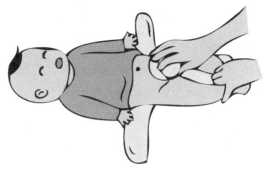

（4）让尿布贴紧后背，以免从后背流出尿液。

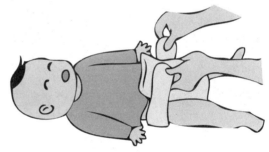

（5）左右对称地固定尿布兜。如果尿布被挤出尿布兜外面，就应该把尿布塞进尿布兜里去。

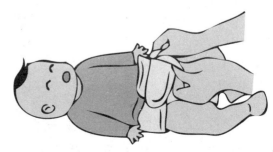

7.尿布的折叠方法

尿布通常有长方形和正方形两种。正方形的尿布折叠后适合新生儿使用，长方形的尿布折叠后适合较大的婴儿使用。下面主要介绍正方形尿布的折叠方法。

（1）准备纯棉尿布一块。

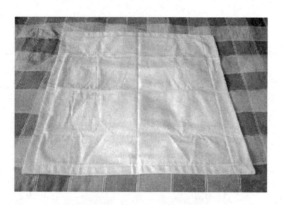

（2）对折一次。

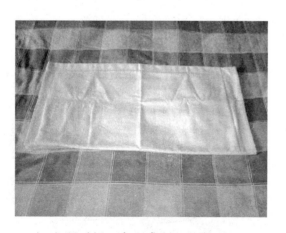

（3）再对折一次，成小正方形。

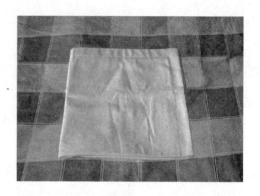

（4）折出来，按图片的方向放置好。折边一个对着自己，一个在左边。

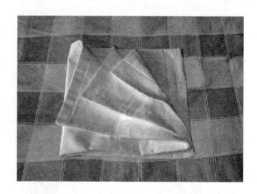

（5）拉开一个角，这样一边是三角形，另一边还是正方形。

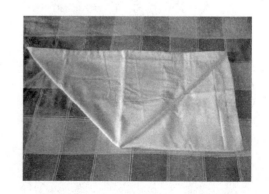

（6）翻一个方向，三角形在下面，正方形在上面。

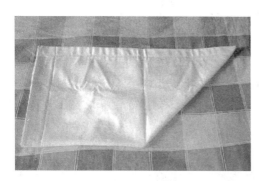

（7）把正方形向右折三份，分两次折完。

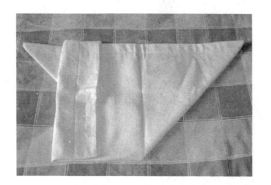

（8）下图就是折好的尿布，中间吸尿的部分，比较厚。

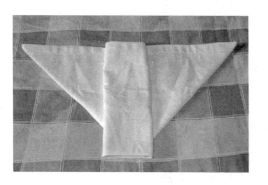

◎ 新生儿洗浴护理

新生儿的新陈代谢旺盛，容易出汗，大小便次数多，因而新生儿娇嫩的皮肤很容易受到这些排泄物的刺激，如不及时清洗，皮肤就会成为病菌生长繁殖的地方，最终导致皮肤感染。因此，要经常给新生儿洗澡。

1.洗澡的频率及时间

一般在新生儿出生后第2天就可以洗澡了。每次洗澡的时间不宜过长，整个过程最好不要超过15分钟。

经常洗澡有利于血液循环，帮助皮肤呼吸，还可以通过水的压力、温度等刺激起到锻炼身体的作用，促进新生儿的生长发育。

2.洗澡的准备

洗澡可安排在喂奶前或喂奶1~2小时后，以免发生吐奶。给新生儿洗澡前，要准备好洗澡用的物品。洗澡前先将盆刷干净，再将浴巾、衣服、包布、尿布等准备好。

护理经

给新生儿洗澡的时候婴儿沐浴液不需要每次都使用，肥皂尽量不用，因为过多使用洗浴用品，容易把孩子皮肤表面的保护层洗掉。

3.控制室温及水温

给新生儿洗澡最好在温暖无风，空间足够的房间里进行，以便可以摆放洗澡时的必需用品。室温控制在25～28℃，水温控制在38～41℃。

准备洗澡水时应先放冷水再放热水，这个顺序月嫂要特别注意，并仔细告知新生儿家长。如果先放热水忘记放冷水，很容易引起宝宝皮肤烫伤。然后用肘弯试水温，以肘弯感到不冷不热即可。也可以使用专门的水温计测量水温，使水温控制更加准确。

4.给新生儿洗头

用左手托住宝宝的头部和颈部，左手的拇指和中指从宝宝头的后面压住双耳，使耳郭盖住外耳道，以防止洗澡水流入耳道内，再用右手为宝宝洗头。

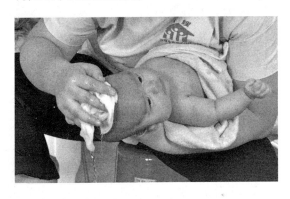

5.给新生儿洗脸

新生儿每天可完整洗脸两次，包括全套洗眼、耳、鼻部和颈部，步骤如下。

（1）要准备一个宝宝专用的洗脸盆、毛巾等，这样是为了保证宝宝的卫生，并在脸盆里盛上温水。

（2）洗眼睛。用左手将宝宝的头部掌握住，使他不要左右转动；右手拿起浸湿后拧干的小方毛巾，由鼻外侧、眼内侧开始擦洗眼睛，洗好一只眼后要更换一次干净的湿毛巾，用同样方法擦洗另一侧眼部。

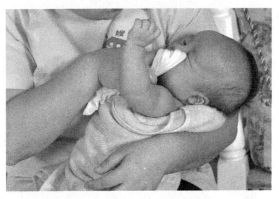

（3）洗耳朵。用湿毛巾擦洗宝宝的耳朵外部及耳后，然后用干毛巾揩干。清洁时注意不要让水滴入外耳道，更不要去掏耳垢，以防引起感染。

（4）洗鼻子。清洗鼻子的时候要让宝宝安静，动作幅度要小和轻，可以用消毒棉签蘸一下温开水，将堵塞在鼻腔内的鼻涕物拭出，有利于宝宝呼吸畅通。

（5）洗脸蛋。最后用干净的湿毛巾擦洗宝宝的额部、两颊、口与鼻的周围、下颌，再擦洗颈部前后。

6.给新生儿洗澡

月嫂在给新生儿洗澡时，可按以下步骤操作。

（1）轻抬宝宝上半身，放入澡盆，左手托住宝宝后颈部。

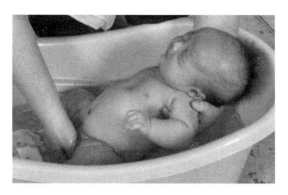

（2）用右手由上至下清洗宝宝颈部、腋下、上肢、胸腹部、会阴、臀部、大腿根部。清洗会阴时，应从前往后清洗。清洗男宝宝的外阴时，应将包皮轻轻上翻，用水洗去积垢，以防以后包皮粘连；清洗女宝宝的会阴时，应将大阴唇轻轻分开，用水冲洗其中的污垢，但不可用力擦洗。

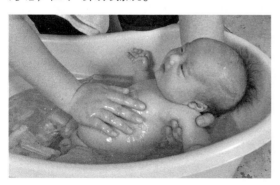

（3）让宝宝趴在月嫂的右前臂，依次清洗宝宝的背部、下肢、手掌、脚丫。

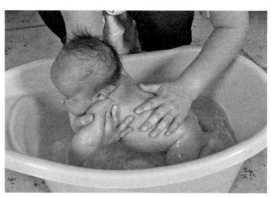

（4）托住宝宝颈部，轻轻抱出澡盆迅速用浴巾包住宝宝，避免受凉。认真检查宝宝皮肤皱褶处，用毛巾蘸干水分，再用棉签吸干耳孔水分，擦拭耳郭。

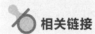相关链接

新生儿洗澡禁忌

当新生儿有以下状况发生时，千万别给新生儿洗澡。

1.打预防针后暂时不要洗澡

宝宝打过预防针后，皮肤上会暂时留有肉眼难见的针孔，这时洗澡容易使针孔受到污染。

2.新生儿发热或热退48小时以内

给发热的宝宝洗澡，很容易使宝宝出现寒战，甚至有的还会发生惊厥；不恰当的洗澡有时会使皮肤毛孔关闭导致体温更高，有

时又会使全身皮肤毛细血管扩张充血，致使宝宝身体的主要脏器供血不足。

另外，发热后宝宝的抵抗力极差，马上洗澡很容易遭受风寒引起再次发热，故主张热退48小时后才给宝宝洗澡。

3.新生儿遇有频繁呕吐、腹泻时

洗澡时难免搬动宝宝，孩子频繁呕吐和腹泻时洗澡会使呕吐加剧，不注意时还会造成呕吐物误吸。

4.新生儿发生皮肤损害时

宝宝有皮肤损害，诸如脓疱疮、疖肿、烫伤、外伤等，这时不宜洗澡。因为皮肤损害的局部会有创面，洗澡会使创面扩散或受感染。

5.给新生儿喂奶后

首先，喂奶后马上洗澡，会使较多的血液流向被热水刺激后扩张的表皮血管，而腹腔血液供应相对减少，这样会影响宝宝的消化功能。

其次，由于喂奶后宝宝的胃呈扩张状态，马上洗澡也容易引起呕吐，故洗澡通常应在喂奶后1～2小时进行为宜。

6.低体重儿

低体重儿通常指出生体重小于2.5千克的新生儿。这类新生儿大多为早产儿，由于早产儿发育不成熟，生活能力低下，皮下脂肪薄，体温调节功能差，很容易因环境温度的变化出现体温波动。

所以，对这类特殊的新生儿要慎重决定是否可以洗澡。

◎ 新生儿穿脱衣护理

新生儿刚出生身体很柔嫩，稍一用力就可能会发生骨骼脱臼的情况。月嫂在照料新生儿的时候，要动作轻柔，并且需讲究一定的方法和技巧。

1.给新生儿穿开衫

月嫂给新生儿穿衣服可按下图所示的步骤。

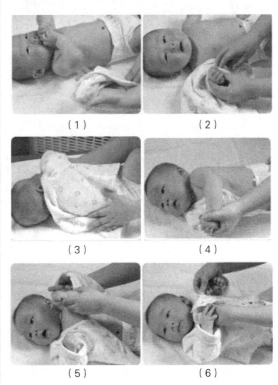

（1） （2）

（3） （4）

（5） （6）

（1）袖子是最难穿的部位。要将袖口收捏在一起，先穿右侧。

（2）将宝宝的右手臂拉伸到衣袖中。

（3）将穿好的一侧衣服拉平，然后左手托起宝宝，将衣服塞入到背部，右手拉住宝宝右手臂。

（4）月嫂左手拉着宝宝的左手臂，使宝宝向右侧躺。

（5）接下来按照前面穿右侧衣袖的方式穿左侧衣袖。

（6）将宝宝的上衣拉平后，由上往下扣上衣的扣子。

2.给新生儿穿裤子

月嫂给新生儿穿裤子可按下图所示的步骤。

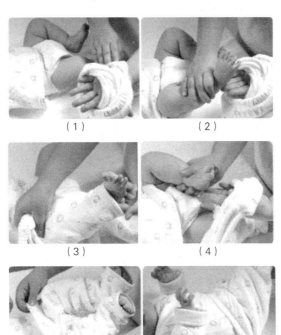

（1）　　　　　　（2）

（3）　　　　　　（4）

（5）　　　　　　（6）

（1）先将宝宝右侧裤管用手捏住。

（2）一手抓住宝宝的右脚，一手将右侧裤腿对准宝宝的脚丫。

（3）将宝宝的右腿套入裤腿中。

（4）再换另一边，用同样的方式将左腿套入裤腿中。

（5）两手分别抓住裤腰的两侧，将宝宝的裤子提到腰部。

（6）分别将左、右两侧的裤腰拉上去，整理好。

3.给新生儿脱衣服

月嫂给新生儿脱衣服可按以下步骤。

（1）让宝宝平躺在床上。

（2）先脱下裤子或尿布，再脱上身的外衣及内衣等。如果是套头的衣服，要先脱下袖子，然后将衣服卷成一个圈，撑着领口从前面穿过宝宝的前额和鼻子再穿过头的后部脱下。

4.给新生儿穿衣服的注意事项

新生儿的身体十分稚嫩，关节骨骼都未发育完全，而且新生儿的皮肤也非常脆弱，因而月嫂给新生儿穿衣服一定要注意，以免伤到新生儿。给新生儿穿衣服的注意事项如下。

（1）最好让宝宝穿开衫，以方便穿脱。

（2）给宝宝穿系带式内衣时，带子的长度要合适，并且要牢靠地缝在衣身上，否则不小心绕住宝宝的脖子、手指、脚趾等处会对他造成损伤。

（3）必要时才换衣服。如果宝宝经常吐奶，可以给他套围兜，或是用湿毛巾在脏的地方做局部清理。

（4）在平坦的地方换衣服，如换尿布的台子、床上或者婴儿床垫上。

（5）把衣服套到宝宝的头上之前，用手拉开领口，避免衣领碰到宝宝的耳朵、鼻子。

（6）给宝宝穿脱衣服时，房间温度要适宜，整个过程要注意保暖。

5.包裹新生儿的步骤

月嫂包裹新生儿时可按以下步骤进行。

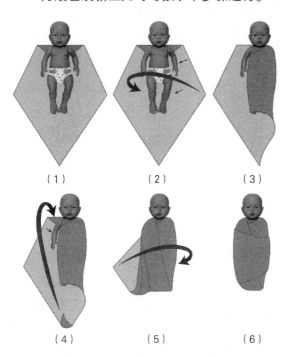

（1）　　　（2）　　　（3）

（4）　　　（5）　　　（6）

（1）在婴儿床或尿布台上展开一条柔软、轻薄、略有弹性的大毯子，向内折进一角，把宝宝对角放在毯子里，头搁在折角的一端，脖子处于折痕的位置。

（2）将宝宝身体左侧的毯子一角拉起来，裹住宝宝的左侧手臂和身体。

（3）抬起宝宝的右侧手臂，将毯子的角披在宝宝的右侧背下。

（4）拉起毯子的底角向上盖住宝宝的身体，并与折进的一角披在一起。

（5）把宝宝身体右侧的毯子一角拉起来，裹住宝宝的右侧手臂和身体。

（6）把毯子的角披在宝宝的左侧背后。

 护理经

　　要包裹得松紧适度，如果宝宝的小手喜欢活动，就只包裹在他的手臂下面，好让他的小手可以自由活动。

6.包裹新生儿的注意事项

有人在包裹新生儿时，将新生儿双臂紧贴躯干，将双腿拉直，用布毯子或棉布进行包裹，有的老一辈人甚至还在外面用带子捆绑起来，打成"蜡烛包"。

这种包裹方法会使新生儿四肢活动失去自由，使肌肉和关节内的神经感受器得不到应有的刺激，影响新生儿大脑和全身的发育，而且"蜡烛包"也限制新生儿胸廓的运动，影响其胸廓和肺脏的发育。

因此，宝宝的双下肢在包单里面应该处于自然放松的状态，不要包得太紧。有的父母担心宝宝双腿没有被绑直，以后会长成八字脚或罗圈腿，其实这种担心是多余的。因为腿的变形和新生儿时期的捆绑是没有关系的。

恰恰相反，如果绑得太紧，宝宝活动会受限，容易疲劳，而且绑的时间长了会导致宝宝血液循环不畅，从而影响他们的生长和发育。

7.新生儿穿多少衣服合适

新生儿的衣服不能穿太多，也不能穿太少，月嫂可根据以下方面进行判断。

（1）手。观察宝宝是否太冷或太热的第一步可先从手开始。若是穿得过少，小手的温度一定会比正常体温低。月嫂可以摸摸宝宝的四肢看有没有凉意，或摸摸身体各部位看有没有出汗，再根据实际状况为宝宝增减衣物。

（2）脸。若宝宝出现红红的苹果脸，就表明穿得太多了，月嫂应当适当为宝宝减少一些衣服。

（3）体温。由于宝宝体温调节中枢发育不完全，穿得太多会出现体温上升，穿得太少又会出现体温下降甚至寒战。

◎ 新生儿衣物护理

新生儿的衣服脏后应及时清洗，尤其是沾上各种顽固污渍的衣物，越快处理，效果越好。

1.新生儿的衣服用专用洗衣液洗

在选择洗涤剂时，尽量选择婴幼儿专用的衣物清洗剂，或选用对皮肤刺激小的洗衣粉，以减少因洗涤剂残留导致的新生儿皮肤损伤。可用温水加适量的洗涤剂浸泡衣物10 ~ 20分钟后再洗，然后彻底地冲洗干净。

有些洗涤剂说明上写着有除菌、漂白的功效，是不是洗衣时加入这些东西更好呢？其实，这些除菌剂、漂白剂一般很难清洗干净，所以还是不用为好。最好的消毒办法就是将衣服放在阳光下晾晒。这一点月嫂要注意，并且要告知新生儿的家长。

2.新生儿的内衣和外衣分开洗

通常情况下，外衣比内衣更加容易藏污纳垢，而作为新生儿的贴身衣物，内衣多是棉的，更应该保持干净，因此必须分开清洗。

3.新生儿的衣服要单独洗

将新生儿的衣服和成人的衣服混洗有可能让新生儿的衣服沾染上各种成人衣物上的细菌，而细菌也会通过衣物传染到新生儿娇

跟金牌月嫂学护理（图解版）

嫩的肌肤上。

对于成人来说，一些低过敏性细菌引起的伤害不值一提，而对于宝宝来说，他们自身免疫系统尚未完善，抵抗力较弱，因此较容易出现皮肤过敏，如红斑、红疹、丘疹、疱疹，甚至脱皮等。所以，一定要将新生儿的衣服单独洗。

4.新生儿的衣服要手洗

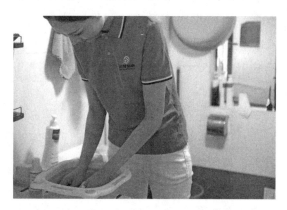

新生儿衣物用洗衣机洗涤，会沾上许多细菌，这些细菌对成人来说一般不产生不良影响，但对新生儿可能就会引起麻烦。因为他们的皮肤抵抗力差，很容易引起过敏或其他皮肤问题。

5.新生儿的衣服要漂洗干净

无论是用什么洗涤剂洗，漂洗都是一道马虎不得的程序，一定要用清水反复洗两三遍，直到水清为止。如果没有彻底地将残留在衣服中的洗涤剂清洗干净，新生儿很容易出现皮肤损伤。

6.正确晾晒新生儿的衣服

新生儿衣物可放在阳光下晾晒，虽然阳光可能缩短衣服寿命，但能起到杀毒的作用，况且新生儿长得很快，衣服使用时间一般较短。新生儿衣物尽量不要晾晒在阳光少、不通风的地方。

新生儿衣物正确晾晒注意事项如下。

（1）为防止褪色，可将衣物翻过来晾晒。

（2）从下面将衣架放入衣服，以免将领口撑大。

（3）选择婴幼儿专用衣架，或将衣物平铺在晾衣架上晾干，避免直接在晾衣绳上用夹子夹住肩部或底部晾晒，以免衣物被拉伸变形。

（4）尿布类物品用一根绳子搭着，用衣夹夹住即可。

（5）零碎的围兜、袜子、手帕等，用圆形的多头夹子衣架夹起来晾晒即可。

7.新生儿的衣物存放

新生儿的衣物存放跟大人的不一样，月嫂要特别注意并告知新生儿家长。以下是新生儿的衣物存放需要注意的事项。

（1）衣物要存放在专用的小柜子里。衣服应晾晒干透后整齐叠放，避免因没有干透而产生细菌。

（2）衣物要放在干燥通风的地方，如木制衣柜，最好经常打开通通风，保持衣物干燥。

（3）衣柜里不要放樟脑丸和其他驱虫剂。

8.尿布的清洗

（1）将换下的尿布存放在专用篮里，不要随地乱扔。

（2）尿布上只有小便，用温水洗就可以了，尿碱会在有一定温度的水里自动溶解掉。

（3）沾有大便的尿布，要用肥皂把污便清洗干净，然后再放在有洗衣液的水里再次清洗。

（4）将清洗干净的尿布放在盆里，装上清水，大火烧开后煮沸5分钟。

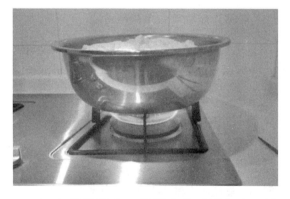

（5）捞出尿布，挤干水分晾晒起来。洗好的尿布要在日光照射下晒一晒，达到除菌的目的。

护理经

如果天气不好，尿布可以用熨斗烫干或烘干。

◎ 新生儿意外伤害的护理

新生儿刚出生时什么都不懂，对危险的事物完全没有概念，这就很容易造成意外伤害，那么如何预防和护理新生儿意外伤害呢，这需要月嫂学习和掌握以下几点。

1.防止新生儿外伤

许多宝宝衣服的标签很硬，缝在衣服内面，这会在宝宝活动时刺激局部皮肤；尿垫及手套上的线头儿有可能缠住宝宝的手指（或脚趾），从而影响手指（或脚趾）血液循环，甚至造成宝宝手指（或脚趾）坏死。因此，新生儿衣服应剪去标签及长线头。

2.防止新生儿窒息

（1）新生儿容易窒息的常见原因如下。

① 妈妈给宝宝喂完奶后把宝宝仰面放，宝宝吸进胃内的空气将奶汁漾出，呛入气管内而造成突然窒息。

② 奶嘴孔太大使奶瓶中的奶汁流速过快，呛入宝宝气管。

③ 在宝宝枕边放塑料布单以防吐奶，塑料布单不慎被吹起，蒙在宝宝脸上，但宝宝不会将其取下而造成窒息。宝宝俯卧时，枕头和身边的毛巾堵住口鼻，使宝宝不能呼吸，又无能力自行移开而造成呼吸困难。

④ 妈妈生怕宝宝冷，给他盖上厚厚的大被子，并把大被子盖过宝宝的头部，使宝宝

的口鼻被堵住，不能呼吸引起窒息。

⑤妈妈生怕宝宝冷，把他搂在一个大被子里睡觉。妈妈熟睡后，翻身时或是无意将上肢压住宝宝的口鼻而造成窒息。

⑥妈妈夜里躺在被子里给宝宝喂母乳，但由于白天过于劳累而不知不觉地睡着，将乳房堵住宝宝的口鼻而使宝宝不能呼吸。

⑦抱宝宝外出时裹得太紧，尤其是寒冷时候和大风天，使宝宝因不能透气而缺氧窒息。

（2）鉴于以上常见原因，为预防新生儿意外窒息，可采取以下防范措施。

①让宝宝独自盖一床厚而轻松的小棉被在自己的小床上睡，不要和妈妈同睡一个被窝，室内潮湿寒冷时可选用电暖器取暖。

②对于经常吐奶的宝宝，在喂奶后要轻轻拍他的后背，待胃内空气排出后，再把他放在小床上，宝宝睡熟后，要有人在旁边守护一段时间。

③夜间给宝宝喂奶最好坐起来，在清醒状态下喂完，然后待宝宝睡着后，妈妈方可安心去睡。

④常吐奶的宝宝不要给他佩戴塑料围嘴，因其容易卷起堵住宝宝的口和鼻。

⑤给宝宝喂奶时，切忌让他仰着喝。

⑥天气寒冷带宝宝外出时，在包裹宝宝严实的同时，一定要记住留一个出气口。

⑦让宝宝俯卧时，要有人在旁边查看宝宝是否吐奶、呼吸如何、旁边有无可能堵住宝宝口鼻的东西，当有事离开时，一定要将宝宝翻转过来。

3. 防止新生儿烫伤

用热水袋（或瓶）给新生儿保暖时，水温不宜超过50℃，且不可直接接触新生儿皮肤。应将热水袋（瓶）的袋（瓶）口拧紧后用毛巾包裹好，并时时检查。

给新生儿洗澡的水温，应以38～41℃为宜，先放凉水后再加热水，并用肘弯先试一试水温。

4. 防止环境对新生儿的污染

（1）避免噪声及强光线刺激。因为新生儿神经系统发育尚不完善，适应力差，长时间的噪声、强光刺激容易使新生儿的听觉或视觉功能出现障碍。

（2）新生儿室内禁止吸烟。因为新生儿对尼古丁极为敏感，若吸入含有尼古丁的烟雾，对新生儿的健康会造成损害。

（3）避免电磁污染。新生儿应远离电磁器具，如电脑、微波炉、电磁炉等，这些电磁器具的辐射都会给新生儿带来危害。

5. 保证新生儿饮食安全

对于不能够母乳喂养的新生儿，在选择配方奶的时候，要认真了解产品质量和保质期，杜绝食用劣质和过期乳制品。

应注意每次喂奶前后要洗手，并做好奶瓶的消毒，吃剩的奶应弃掉，不能隔顿再吃，以防奶变质，引起新生儿腹泻。

6.防止新生儿中暑和煤气中毒

新生儿居室温度在18 ~ 22℃为最佳，相对湿度最好保持在50% ~ 60%。每日要保证通风、换气。夏天，产妇"坐月子"紧闭门窗，而不敢使用风扇、空调，是造成新生儿中暑的重要原因。

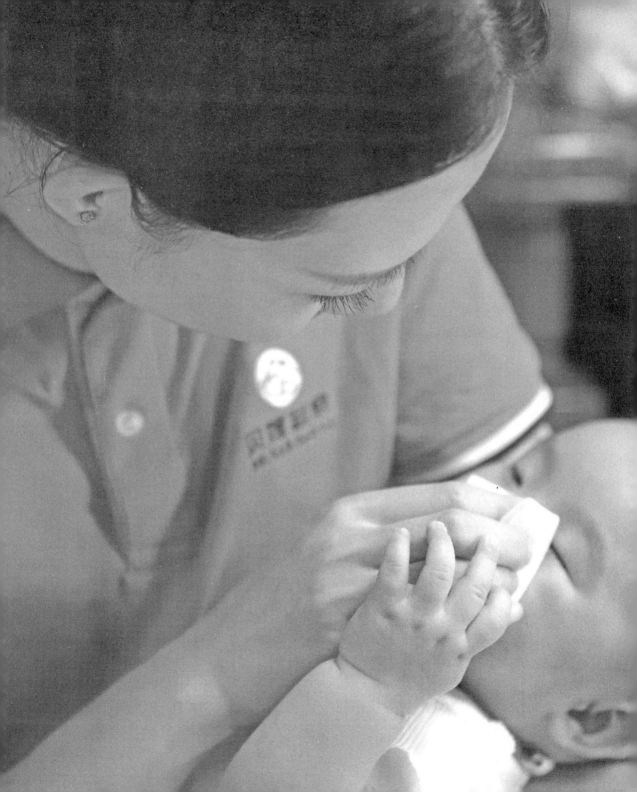

第 **9** 章

新生儿
专项护理

◎ 新生儿眼部护理

新生儿刚出生时，视力范围小，眼部非常脆弱。随着生长发育，眼部视力范围开始扩大，其视力的发展很大程度上取决于从小对眼部的护理。

（1）给宝宝清洗眼部的时候，应用干净、柔软的小毛巾的不同角分别清洗两只眼睛，并从内眼角向外眼角轻轻擦拭。

（2）平时要注意及时将眼睛分泌物擦去，如果分泌物过多，可用消毒棉签或干净的毛巾清理。

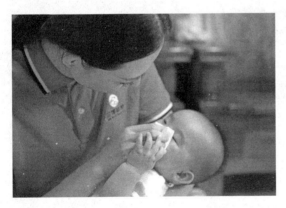

（3）宝宝要有自己专用的脸盆和毛巾，并定期消毒。

 护理经

不可以用成人的手帕或直接用手去擦宝宝的眼睛。

◎ 新生儿鼻部护理

当看到新生儿经常打喷嚏时，不要以为是宝宝感冒了，这其实是他在自己清理鼻腔。除了靠宝宝自己清理鼻子，月嫂要经常注意观察宝宝的鼻孔，及时为他清理鼻垢和鼻涕，可以用以下方法。

（1）如果宝宝鼻腔内分泌物是干的，可先将棉签蘸水或用婴儿油润湿后，伸入鼻孔内（切勿超过2厘米）将分泌物湿润软化后，再将此分泌物取出。

（2）遇到固结的鼻垢和鼻涕，不可硬拔、硬扯，而应设法软化后取出，在操作过程中切不可碰伤宝宝的鼻腔黏膜。

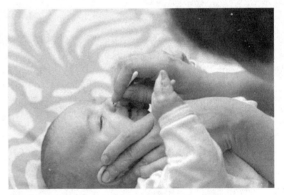

 护理经

清理时要用手将宝宝的头部固定好，棉签切忌太深入鼻腔中，以免造成伤害。

◎ 新生儿耳部护理

新生儿外耳道相对较狭窄，一旦污水流入耳道深处，极易引起发炎，严重者可致外耳道疖肿。因此，要做好新生儿耳部护理。

1.清洁外耳道和耳背

（1）把纱布套在食指上，蘸上温水，从宝宝耳廓到外耳道，以画圈的方式轻轻擦。

（2）把宝宝的脸转到侧面，按住脸颊，确保看清耳孔后，用棉棒擦外耳。如果不是耳朵进水或特别脏的情况，最好不要擦耳朵里面。

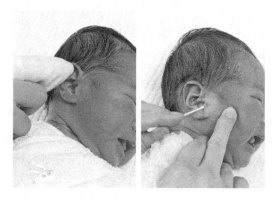

在给宝宝做清洁的时候，要留意宝宝的耳朵后面有无污垢，因为这个位置较隐蔽很容易被忽视，却最容易积攒汗液和污渍，引起湿疹，因此要注意经常清洁。

2.避免耳道进水或流进奶液

（1）月嫂在给宝宝洗澡的时候，用手托住宝宝头的同时，要用拇指和中指把宝宝的耳廓轻轻反折一下盖住耳道，以避免洗澡时不小心有水进入宝宝耳朵里。

（2）宝宝吃完奶后要抱起来拍嗝，这样可以防止宝宝躺着的时候吐奶，而奶液会流入耳道导致耳道发炎。

3.耳部进入异物的处理

（1）耳朵进水。当宝宝耳朵进水后，月嫂要固定好宝宝的头，防止他晃动，用消毒棉签轻轻吸干宝宝外耳道内的水。切不可让棉签进入宝宝外耳道过深，以防伤到宝宝的鼓膜。

（2）小虫飞入耳道。当有小虫飞进宝宝的耳道后，应让宝宝侧卧，飞入小虫的耳朵向上，滴入少许食用植物油，就会驱使小虫爬出。或带宝宝进入光线暗的环境，用手电筒照射飞入小虫的耳朵，利用昆虫的趋光性，诱使小虫飞出。

不能用棉签去够小虫，这样容易使小虫越爬越深，给取出小虫造成更大困难。如果经过上述处理，小虫还是没有出来，要尽快带宝宝去医院请医生帮忙。

 护理经

千万不要轻易清理宝宝的耳垢，以免伤到耳道，耳垢大多会自然排出耳外。

◎ 新生儿脐带护理

新生儿出生时会残留一小段的脐带。在正常情况下，脐带在宝宝出生后3～7天变成干黑色脱落。但在脐带脱落前，脐部易成为细菌繁殖的温床。脐带结扎后留有脐血管断口，易造成脐部感染。因此，月嫂应做好宝宝脐带的护理。

1.脐带变化时间

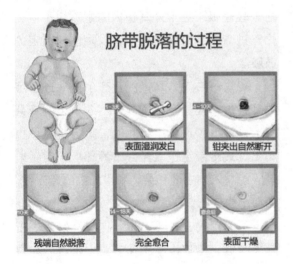

脐带脱落的过程

表面湿润发白　　钳夹处自然断开

残端自然脱落　　完全愈合　　表面干燥

脐带在宝宝出生后24～48小时自然干瘪，出生后3～4天开始脱落，出生后10～15天自行愈合。

2.脐带护理的原则

脐带被切断的创面对刚出生的宝宝来说是个不小的伤口，月嫂在护理的时候要相当谨慎。新生儿脐带护理要遵循以下4个原则。

（1）日常消毒。在宝宝脐带未脱落的日子，每天用75%的酒精棉签，轻轻擦拭脐带根部，1～2次为宜，消毒完后记得立即拿纸巾轻轻吸干水分。消毒在宝宝出生25天左右即可停止。

（2）保持干燥。在宝宝脐带脱落前应保持干燥。如果洗澡时不慎将脐带根部弄湿，应先以干净小棉棒擦拭干净，再做脐带护理。

（3）避免摩擦。纸尿裤大小要适当，千万不要使尿裤的腰际刚好在脐带根部，这样在宝宝活动时易摩擦到脐带根部，导致破皮发红，甚至出血。

（4）避免闷热。绝对不能用面霜、乳液及油类涂抹脐带根部，以免脐带不易干燥甚至导致感染。

3.脐带脱落之前的护理

宝宝脐窝里经常有分泌物，分泌物干燥后，会使脐窝和脐带的根部发生粘连，不容易清洁，脐窝里可能会出现脓液。所以，要彻底清洁小脐窝。具体护理方法如下。

（1）月嫂在护理宝宝脐带前，一定要使用香皂洗手，而且至少搓洗20秒，才可达到杀菌的效果；冲洗时，则由指尖冲洗到手腕，用清水冲净即可。

（2）用手撑开宝宝的脐部，让宝宝脐带根部露出来，可用手轻轻拉住宝宝的脐带，也可用食指和中指撑开脐部周围的皮肤。

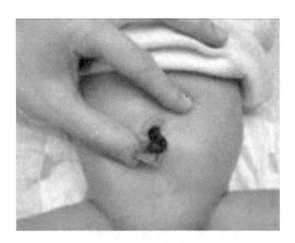

（3）使宝宝脐带根部露出来后，用棉棒蘸取75％的酒精，依脐带根部→脐带，由内向外做环形消毒，如消毒后脐窝有残余酒精，要用干棉棒擦干。

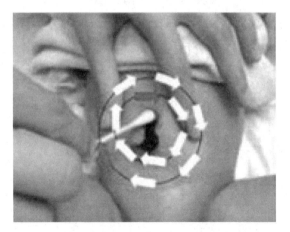

（4）注意脐窝深部及缝隙处的消毒。

（5）清洁脐带时，勿将酒精涂抹至其他部位的皮肤，避免刺激宝宝幼嫩的皮肤。也不要用棉花棒来回揩拭肚脐，避免将污垢再带至已清洁过的部位。

4.脐带脱落之后的护理

脐带正常脱落后应继续每日用无菌棉棒蘸取酒精消毒脐窝，直到脐部完全干燥、无分泌物后停止。

护理经

如果脐窝有脓性分泌物，其周围皮肤有红、肿、热，且小儿出现厌食、呕吐、发热或体温上升，则可能是脐炎，应立即去医院诊治。

相关链接

新生儿脐带护理的禁忌

1.不要擦爽身粉.

千万不要把爽身粉撒在肚脐周围，这样不利于脐部的正常呼吸，不利于肚脐干燥，而且有感染的危险。

2.不要涂抹护肤品

绝对不能用面霜、乳液及油类涂抹脐带根部，以免脐带不易干燥甚至导致感染。

3.不要用紫药水

千万不要用紫药水擦试新生儿肚脐，建议使用棉棒蘸取75％酒精擦试。

◎ 新生儿指甲护理

新生儿的指甲长得特别快，有时会因指甲过长抓伤自己的脸和皮肤，而且，指甲下会藏污纳垢，也可能会因抓破皮肤而引起感染，所以要定期给宝宝剪指甲。

1.修剪时间

宝宝清醒的时候，手脚会乱动摇摆，所以，月嫂不要在宝宝醒着的时候，特别是玩得正高兴的时候给宝宝剪指甲，可以在宝宝睡熟后修剪。

要依照宝宝指甲生长的速度快慢，调整修剪周期，一般每周1～2次。如果发现宝宝指甲有断裂情形，可以随时修剪。此外，别忘了给宝宝修剪趾甲，一般来说，趾甲比较厚硬，洗澡后会变软，比较好修剪。

2.工具选择

给宝宝剪指甲，要选择安全刀刃，刀面较薄且材质良好的婴儿指甲剪，千万不要用一般剪刀，避免伤害婴幼儿的手部。另外，让宝宝有专属的修剪工具，防止感染。

3.正确方法

（1）宝宝躺在床上，月嫂跪坐在宝宝一旁，再将胳膊支撑在大腿上，保持手部动作稳固。

（2）握住宝宝的小手，将宝宝的手指尽量分开，用适合宝宝的指甲剪或指甲钳靠着指甲慢慢剪。剪的时候要紧紧地抓住宝宝的手，不要放开。可以放一个护垫在指甲下面，小心不要伤到宝宝的指甲。

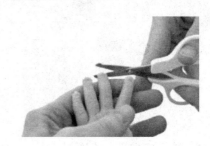

（3）剪指甲时应按宝宝的指甲或手指的形状来剪，也不要剪得太短或太尖，和手指端平齐就可以了。

（4）剪完后尽量将指甲边缘磨平滑，以避免划伤皮肤。月嫂可用自己的拇指肚，摸一摸有无不光滑的部分。

4.错误方法

千万不要用嘴去咬断宝宝的指甲，很有可能会咬到宝宝的小手，而且这样还会把细菌传给宝宝。

5.手误伤了怎么办

如果剪的时候不小心伤到了宝宝，要迅速拿棉签抹去宝宝手指上的血，再贴止血贴就好了，通常这点血过几分钟就会止住。在接下来的一段时间里要避免污染伤口，如果有伤口红肿等异常情况出现，最好去医院检查一下。

◎ 新生儿囟门护理

颅骨共有6块骨头组成，新生儿出生后由于颅骨尚未发育完全，所以骨与骨之间存在缝隙，并在头的顶部和枕后部形成两个没有骨头覆盖的区域，分别称为前囟门和后囟门。

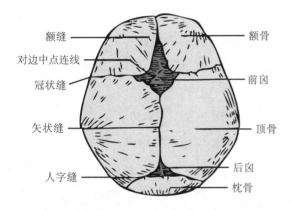

额缝 —— 额骨
对边中点连线
冠状缝 —— 前囟
矢状缝 —— 顶骨
人字缝 —— 后囟
—— 枕骨

囟门是胎儿出生时头颅骨发育尚未完成而遗留的间隙。后囟一般在出生后三个月内闭合，前囟大约在出生后1 ~ 1.5岁时闭合。由于囟门处没有坚硬的颅骨覆盖，应注意保护，以防大脑遭受损伤。

宝宝的囟门若长时间不清洗，会堆积污垢，这很容易引起宝宝头皮感染，继而病原菌穿透没有骨结构的囟门而发生脑膜炎、脑炎，所以囟门的日常清洁护理非常重要。

1.注意清洗

囟门的清洗可在洗澡时进行，可用宝宝专用洗发液而不宜用强碱肥皂，以免刺激头皮诱发湿疹或加重湿疹。

清洗时手指应平置在囟门处轻轻地揉洗，不应强力按压或强力搔抓，更不能用硬物在囟门处刮划。

如果囟门处有污垢不易洗掉，可以先用婴儿油润湿浸透2 ~ 3小时，待这些污垢变软后再用无菌棉球按照头发生长的方向擦掉。

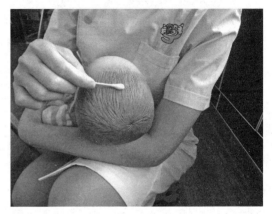

2.不要随意抚摸按压宝宝的头

整个婴幼儿颅骨的结构在前囟门最弱，没有骨片的保护，而大脑组织就在囟门正下方；前囟门凸出时可以用手感觉到颅内有跳动的情形，这反映出脑内动脉的振动波；还可以感觉到好似有凹凸不平的东西在下面，这就是大脑表面的脑面。

所以月嫂须告知家长们注意不要让别人随意摸宝宝的头，千万不能用力压囟门，否则有可能会对大脑造成损伤。

◎ 新生儿乳痂的护理

宝宝刚出生的时候，其皮肤表面有一层油脂，如果宝宝出生后不经常洗头，导致这些分泌物和灰尘聚集在一起就会形成较厚的乳痂。乳痂严重的话，会对宝宝的健康产生严重影响，因此要特别注意清理宝宝的乳痂。

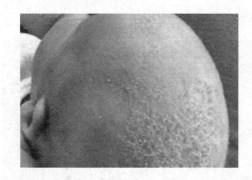

1.清理乳痂方法

因为宝宝的头还非常脆弱，因此给宝宝处理乳痂时一定要特别小心，以免弄伤宝宝。最简单方便的方法就是用婴儿油或植物油清洗。为保证植物油的清洁，一般要先将植物油（如橄榄油、香油、花生油等）加热消毒，再放凉备用。

在为宝宝清洗头皮奶痂时，先将婴儿油或冷却的清洁植物油涂在头皮奶痂表面，不要将油立即洗掉，需滞留1～2小时左右，头皮乳痂就会变得松软，然后再用温水轻轻洗净头部的油污。

根据奶痂的轻重，每日清洗，一般

3～5天即可消失。清洗时注意室温应在24～26℃，在清洗后还要注意用干毛巾将宝宝头部擦干，防止宝宝受凉。

2.清理乳痂的注意事项

（1）禁止用硬物如指甲、梳子等直接刮乳痂，否则很可能损伤宝宝的皮肤，造成出血甚至感染。

（2）尽量保持宝宝的头发不要过长。如果宝宝的胎发较长，应将其剪短，以便能得到有效清理。

3.预防宝宝长乳痂的方法

（1）如果是母乳喂养的话，则妈妈的饮食要注意不能太油腻。

（2）保持宝宝的干净卫生。宝宝出生后应经常洗澡，特别是要认真洗头，注意水温不可过热。

（3）避免阳光直晒宝宝。带宝宝到户外活动时应避免太阳直晒宝宝头面部，以免加重奶痂情况。

（4）定期给宝宝修剪头发。宝宝头发如果过长很容易藏污纳垢，导致乳痂堆积，不便清除。因此最好给宝宝剪短发，这样护理起来方便。

（5）保持室内空气流通。宝宝在室内的时候，要注意多开窗透气，保持室内空气清新。衣被不可太厚，内衣应柔软、宽松和清洁，避免毛线、化纤等接触宝宝皮肤。

◎ 新生儿啼哭护理

对于刚出生不久尚无语言表达能力的新生儿来说，啼哭是他们唯一的语言，是表达需求、痛苦和交往的主要方式。这就需要月嫂对哭声进行鉴别与判断，并给予相应的护理。正常新生儿啼哭原因及护理方法如下。

1. 饥饿引起的啼哭

当宝宝哭声较短，声音不高不低，长短均匀，富有节律，同时可见宝宝头向左右转动，张开小嘴左右寻觅，碰到衣物或手指即有较强的吸吮力，喂哺后哭声自然停止。

若饥饿时间过长，哭声可由强转弱，细长无力，也可因哭闹时间过长、出汗过多引起虚脱或出现低血糖，应及时对症治疗。

2. 不适引起的啼哭

宝宝常在吃完奶或睡醒后，因尿布潮湿或体位不适而大哭，哭声长短不一，高低不均，且很不规则，常常边哭边活动臀部，两脚乱踢乱动。换上干净尿布即停止哭闹。

3. 需要安全感引起的啼哭

啼哭时一般情况好，面色红润，四肢活动自如，反射正常，哭声长短不一，高低不均，无节奏感，常哭哭停停，睁着眼睛左顾右盼。当妈妈或家长走到其跟前，啼哭就会停止，双眼盯着妈妈，一副着急的样子，但仍有哼哼声，嘴唇翘起。这时将宝宝抱起，能使他立即安静并睁开眼睛。

4. 保暖过度及包扎过紧引起的啼哭

宝宝大声哭叫，面红耳赤，全身出汗，四肢乱蹬乱伸，此时体温升高，须立即松开衣被，改变体位，用温水擦身，更换内衣、尿布，适量喂母乳，哭声即可停止，情绪变得安静，体温也会降到正常。

5. 不明原因引起的啼哭

一般在入睡前，这种哭声比较低，双目时睁时闭，经过哄拍，哭声断断续续变轻而入睡。也可在刚睡醒时，哭一会儿，之后逐渐进入安静状态，此时若轻轻拍拍宝宝或安抚一下，宝宝感到有人在身边，会显得特别机敏，精神饱满。

6. 吃奶时边吃边哭

除了感冒时鼻塞外，常需注意是否有母乳过少或奶嘴开口过小的情况。此时宝宝吸吮几口才吞咽，数分钟后即出现啼哭，哭几声后再吃，反反复复，出现这种情况时可在母乳后加喂配方奶或适当将奶嘴开口加大，以挤压后奶汁流出顺畅为宜；母乳过多或奶嘴开口过大时宝宝也会啼哭，此时宝宝每次吸吮后马上吞咽，偶有呛咳，这时妈妈可用拇指和食指轻轻捏住乳头，使乳汁流得慢些或更换奶嘴。

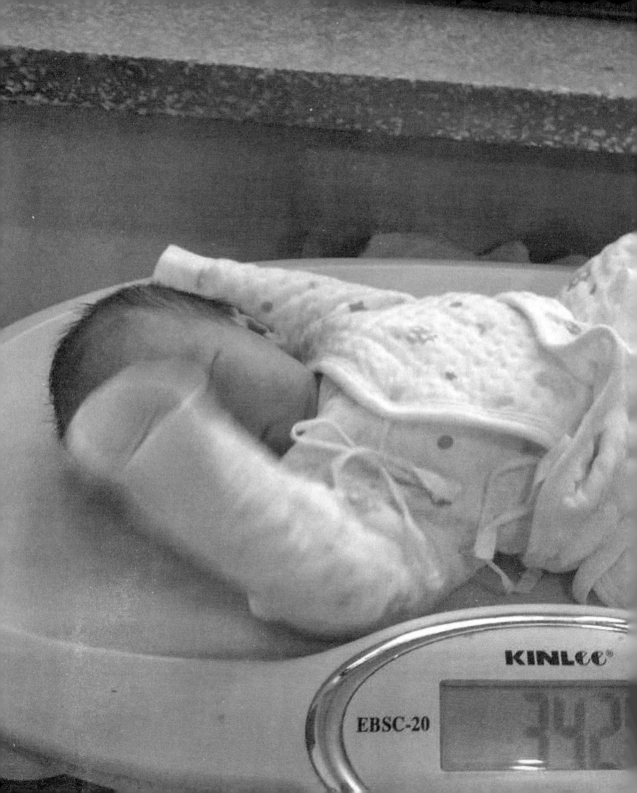

第 10 章

新生儿
保健护理

ax.20kg
d=5g

◎ 新生儿体温监测

新生儿常用的测体温方法为测腋温和测肛温。正常情况下，新生儿的腋下体温一般为36～37.4℃，肛温会比腋温测量的数值高些。下面主要介绍腋下测温的步骤。

1.准备工作

测量前，先准备好体温表，用右手拇指、食指握捏着体温表的末端（无水银球的一端），手腕快速向下、向外甩动几下，使水银柱降到35℃刻度以下。

2.测温

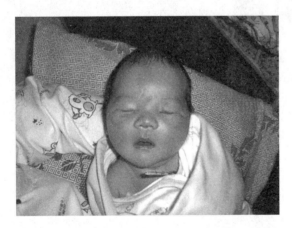

测温时，解开或撩起宝宝的衣服，将体温表的水银端放置在腋窝深处，使宝宝屈臂夹紧体温表，5分钟后取出体温表。

3.查看体温表读数

查看体温表读数时，手持体温表末端呈

水平位，使表上的刻度与视线平行，背光慢慢转动体温表，便可清晰地看到水银柱对应的度数。

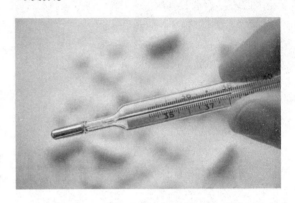

 相关链接

测量体温注意事项

（1）通常情况下，宝宝早上的体温要低于下午的体温，如果想要详细了解宝宝的体温变化情况，应该选择固定的时间进行测量记录。如宝宝刚醒起床时、沐浴之前或傍晚的某个时候，每日三次最适宜。

（2）如果怀疑宝宝发烧了，请及时测量、记录宝宝发烧的具体时间、天数以及频率、温度变化等信息，以方便医生诊疗。

（3）宝宝年龄小，无法配合成人使用口表体温计，强行使用口表体温计测量体温十分危险。所以，通常为宝宝测量体温时不采用口表测量的方法。

◎ 新生儿身高测量

身高（身长）是新生儿骨骼发育的一个主要指标，它包括头、脊柱和下肢长的总和。

1.测量新生儿身高的方法

测量前先脱去宝宝的鞋、袜、帽、外衣裤及尿布。方法有如下两种。

（1）量版测量法。让宝宝仰卧在量板的底板中线上，头接触头板，面向上。测量者站在宝宝的一侧，用一只手按直宝宝的双膝部，使两下肢伸直、并拢并紧贴量板的底板；另一只手移动足板，使其紧贴宝宝的足底，读取身长的刻度。

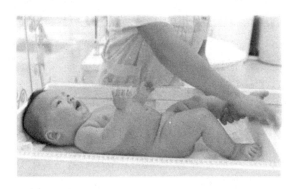

（2）皮尺测量法。如果没有量板，可以让宝宝躺在桌上或木板床上，在桌面或床沿贴上一软尺，在宝宝的头顶和足底分别放上两块硬纸板，测量方法和量板的量法一样，读取头板内侧至足板内侧的长度，即为宝宝的身长。

2.新生儿身高标准

新生男宝宝的平均身高会高于女宝宝一些，根据《中国7岁以下儿童生长发育参照标准》显示，新生儿一个月发育标准见下表。

新生儿一个月身长发育标准

时间	男婴身高/cm	女婴身高/cm
第一周	45.2～55.2	44.7～51.4
第二周	46.9～54.0	46.4～53.2
第三周	48.6～55.8	47.4～55.0
第四周	48.7～61.2	47.9～59.9

伴随着宝宝的月份成长，由于受营养、遗传、环境等因素影响，宝宝的身高在迅速生长的同时，也会表现出一定的差异。

 护理经

测量身长时需注意足板一定要紧贴宝宝的足底，而不能只量到脚尖处，否则，会使测得的身长大于其实际身长。

 护理经

通常宝宝的身高体重值只要在正常范围内，身体无异常病症，家长可不必过分担心。

◎ 新生儿体重测量

新生儿的体重是反映生长发育的重要指标，是判断新生儿营养状况、计算药量、补充液体的重要依据，因而为新生儿测量体重和身高是衡量其生长发育是否良好的一个重要指标。月嫂一定要仔细测量，并及时告知新生儿的家长这些情况。

1.新生儿体重的特点

一般来说，新生儿体重的增长是随年龄的长大而增加，年龄越小，体重增加越快。但新生儿的体重却有如下特点。

（1）出生2～3天。随着宝宝出生，其体内的胎粪、胎脂等会被排除或者吸收，这个过程需要2～3天。这个阶段宝宝会流失掉很多水分，因为吸吮能力差，喝奶又少，体重通常可能减少。医学上称之为"生理性体重下降"。

（2）出生3～4天。在宝宝出生的第3～4天，宝宝体重可能会减轻刚出生体重的6%～9%。

如：出生时体重3700克，到第3～4天可以减轻222～333克，此后，随着宝宝吃奶量的增多，机体对外界环境的适应性逐步调整，体重会逐渐增加，恢复到出生时体重。

（3）出生10天后。此时，若宝宝体重不仅没有增长到刚出生时的重量，又或者减少

的体重已经超过刚出生体重的十分之一，就要引起重视，这就不是"生理性体重下降"。此时应该找找原因，是不是喂养不正确、奶量不充足，还是宝宝身体出现状况等。

2.新生儿体重发育标准

根据《中国7岁以下儿童生长发育参照标准》显示，新生儿一个月发育标准见下表。

新生儿一个月体重发育标准

时间	男婴体重/kg	女婴体重/kg
第一周	2.26～3.73	2.26～3.63
第二周	2.58～4.18	2.54～4.10
第三周	2.93～4.66	2.85～4.65
第四周	3.09～6.33	2.98～6.05

 护理经

由于人的体重与许多因素有关，不同人体之间有差异，一天不同的时间内也会有一定变化，加之季节、气候、自身情况的不同，对体重也有一定影响，因而很难完全符合标准体重。

3.测量新生儿体重的方法

新生儿体重的测量方法可有以下两种。

（1）用婴儿磅秤测量。这种婴儿磅秤最大称重量一般不超过15千克，测量时将宝宝放于秤盘中央，即可读取宝宝的毛体重。

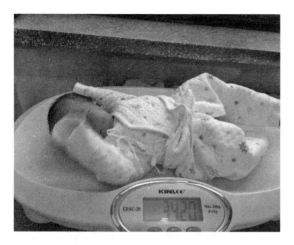

（2）用婴儿布兜加钩秤测量。这种方法所用的秤一般为最大称重不超过10千克的钩秤。婴儿布兜可用一块较结实的边长约50～60厘米的布制成，在其四角缝上较为牢固的带子。

测量时，将宝宝放在布兜中央，然后拎起带子将布兜挂在秤钩上，即可测量出宝宝的毛体重。

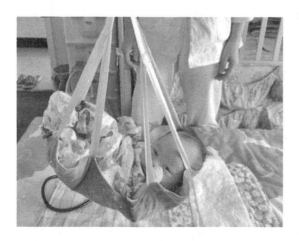

护理经

测量时要注意防止秤砣滑脱以免砸伤孩子，也要注意不要将布兜提得太高以免婴儿跌落受伤，最好在床上给婴儿称体重，这样比较安全。

（3）如无上述种类的秤时，可先由大人抱着宝宝站在普通磅秤上称体重，然后再减去大人的体重即为宝宝的毛体重，但这种方法准确性不如前面两种方法。

4.测量体重的注意事项

（1）测体重时应注意，在测量前宝宝最好空腹，排去大小便。

（2）所测得的数据应减去宝宝所穿的衣物及尿布的重量。

（3）最好在测量的前一天将测体重时要穿的衣服、鞋帽、尿布等先称重，再在测量时将衣服等重量从毛重中扣除。

（4）有的小宝宝出生体重比较轻，但其增长速度已达到甚至超过正常水平，尽管测得的体重还没有达到参考标准，家长也大可不必担心，因为宝宝不但生长健康，还在努力"生长"。相反，有些宝宝虽然测得的体重尚符合参考数值，但增长速度比较慢，倒要认真寻找一下原因，及时采取相应的措施。

◎ 新生儿常规体检

为了了解新生儿的身体状况，需要进行相关体检。新生儿体检分特定阶段，每一个特定阶段的体检也有许多不同之处。

1. 2天新生儿的体检

在新生儿出生进食48个小时后，由脚跟采取少量的血液滴在特制的滤纸片上，待阴干后封袋寄至筛检中心检查，可检验先天性甲状腺低功能症、G-6-PD缺乏症、苯酮尿症、高胱氨酸尿症及半乳糖血症。

2. 28天新生宝宝的体检

（1）测量身高及体重：这是了解新生儿生长发育的重要指标。

（2）头部：观察新生儿头颅的大小和形状，轻抚宝宝的头皮，以感觉骨缝的大小、囟门的紧张度、有无血肿。

（3）眼睛：将红球放在距双眼30厘米左右的地方，水平移动红球，观察宝宝的双眼能否追视红球。

（4）耳廓：足月新生儿耳廓发育良好，耳廓直挺。

（5）颈部：有无斜颈，活动是否自如，用手指由内向外对称地摸两侧，以感觉有无锁骨骨折。

（6）胸部：观察胸部两侧是否对称，有无隆起，呼吸动作是否协调，频率应在30～45次/分，有无呼吸困难。用听诊器听肺部的呼吸音。

（7）腹部：先看有无胃蠕动波和肠型，然后用手轻轻抚摸，感觉是否腹胀及有无包块，脐部有无脐膨出，残端有无红肿及渗液。

（8）臀部：皮肤是否光滑，注意是否存在脊柱裂。

（9）生殖器及肛门：注意有无畸形，男婴的睾丸是否下降至阴囊。

（10）四肢：有无多指或并指（趾），双大腿能否摊平，以了解有无先天性髋关节脱位。

3. 42天新生宝宝的体检

（1）体重：是判定宝宝体格发育和营养状况的一项重要指标。测量体重最好是在宝宝空腹，排去大小便的时候进行，并尽量给宝宝脱去外衣裤、鞋帽等。测得的数据应减去宝宝所穿衣物及尿布的重量。

（2）身高：是宝宝骨骼发育的一个主要指标。人的身高受很多因素的影响，如遗传、内分泌、营养、疾病及活动锻炼等，所以，一定要保证宝宝营养全面、均衡，睡眠充足，并且每天保持一定的活动量。

（3）头围：反映宝宝的脑发育情况，脑容量的大小，也是宝宝体格发育的一项重要指标。宝宝的头围大小也像体重、身高一样，有个正常范围，并不像有些人认为的那样，头大的宝宝肯定大脑发达，比别的宝宝聪明。

宝宝的头围长得过快或过慢，都是不正常的。比如宝宝出生时头围就比正常小，而后头围增长速度也很慢，甚至停止生长，就要怀疑是否有脑发育不良或头部畸形的可能。

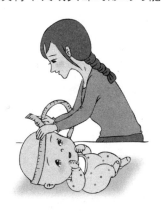

（4）胸围：评价宝宝胸部的发育状况，包括肺的发育、胸廓的发育以及胸背肌肉和皮下脂肪的发育程度。宝宝胸围的大小与体格锻炼及营养有关。所以，新妈妈要经常给宝宝做被动操，锻炼他的肌肉和骨骼，比如扩胸运动可以促进宝宝胸肌发达，带动胸廓和肺的发育。

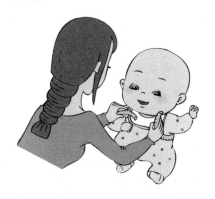

（5）评价智能发育：了解宝宝的智能发育是否在正常水平。医生会用一些方法来测量宝宝的智能发育情况，如果有疑问，会通过神经心理测试进一步对宝宝的智能发育做全面评价。对智能发育迟缓的宝宝，可以及时采取相应的干预措施，进行早期康复治疗。

4.新生儿体检的注意事项

（1）体检的前一天晚上，妈妈最好给宝宝洗个温水澡，换上干净的衣服或内衣。体检时穿的衣服最好宽松些，便于穿脱，连体衣最好不要穿，会给医生带来麻烦。

（2）带齐证件。需要带的证件有户口簿、宝宝的出生证明、爸妈的身份证、宝宝的病历本等，有的地方还需要带疫苗接种记录等。

（3）事先准备好需要询问医生的问题。通过体检，医生会给宝宝做一个总体的评价。这时，月嫂及家长可向专业人员询问相关的育儿问题。

比如："宝宝发育是否正常""在平常的育儿过程中应该注意什么问题"等，并做好记录。

 护理经

　　将宝宝的体检手册、医生的指导意见册、宝宝的疫苗手册装入一个固定的档案袋内，体检时随身携带，方便医生参考宝宝之前的体检情况。

◎ 新生儿预防接种

初生婴儿接种是指婴儿从母体中出生后需要预防一些曾经大范围暴发过的疾病，而如今对某些疾病能以预防接种的手段来预防，避免以后得这些病，使人体内对这些疾病产生免疫功能。预防接种的疫苗应该按顺序在初生婴儿时期接种。

新生儿一出生就要接种的疫苗有两种，一是卡介苗，二是乙型肝炎疫苗。月嫂需要了解新生儿接种这两种疫苗的相关知识，以便更好地护理新生儿。

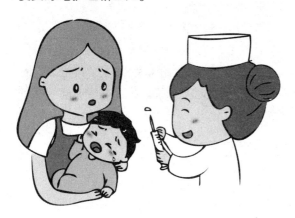

1.卡介苗的认识

卡介苗是每一个健康的新生儿必须接种的疫苗，接种卡介苗可预防结核病。患有开放性肺结核的病人咳嗽或打喷嚏时，可以将结核杆菌散布到空气中，新生儿的抵抗力较弱，若受到了结核菌的感染，容易发生急性结核病，如结核性脑炎，因此，每一个新生儿都要接种卡介苗。

（1）卡介苗的接种时间。一般在新生儿出生后24小时内进行卡介苗的接种。

（2）接种部位。在新生儿的左上臂三角肌中部进行皮内注射。

（3）卡介苗的接种反应及注意事项如下。

① 新生儿卡介苗接种后2～3天仅可见在接种部位有小红点，防止新生儿用手去触摸，要保持局部清洁，避免其他细菌感染。月嫂在给新生儿洗澡时应避免弄湿注射部位的皮肤。

② 新生儿卡介苗接种后2～3周，接种处局部会呈现红色小结节，以后逐渐长大，稍有痛痒。

③ 新生儿卡介苗接种后3～4周，接种处皮肤会出现黄豆大小、暗红色突起，中间有硬块，随后，硬块中央部分软化，形成小脓包后自行破溃，形成溃疡。如果接种部位发生严重感染，需请医生检查和处理。

④ 最后经过2～3个月痂皮脱落，形成一颗永久性的略凹陷的圆形疤痕。这是接种卡介苗的正常现象。

（4）卡介苗的接种禁忌。如果新生儿出生体重不足2.5千克、有先天性的免疫缺陷、为早产儿、体温高于37.5℃、出生时有严重窒息、在各种疾病的急性期、患严重湿疹等均不应接种疫苗。具体情况需咨询医生。

2.乙型肝炎疫苗

乙型肝炎在我国的发病率较高，让新生儿接种乙肝疫苗是非常必要的。

（1）乙型肝炎疫苗的接种时间。新生儿出生后24小时内接种第一针，满月后接种第二针，满6个月时接种第三针。

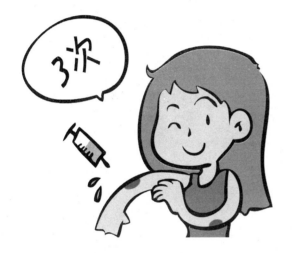

（2）乙型肝炎疫苗的接种部位。在新生儿上臂三角肌进行肌内注射。

（3）乙型肝炎疫苗接种反应及注意事项。接种后局部有可能会发生红肿、疼痛，少数伴有轻度发烧、不安、食欲减退等症状，这些症状大多在2～3天内自动消失。

（4）乙型肝炎疫苗的接种禁忌。出生体重不满2.5千克、处在疾病的急性期或过敏体质的新生儿都不应接种乙型肝炎疫苗。具体情况需咨询医生。

相关链接

接种乙肝疫苗的注意事项

首先，乙肝疫苗一定要在婴儿健康的状况下接种。如果婴儿有发烧或者是拉肚子的情况都是不可以接种的。

第二，如果婴儿属于过敏体质，那么一定要提前详细告诉医生，医生会根据婴儿的过敏情况，判断婴儿适合不适合接种疫苗。

第三，患有先天心脏病或者其他先天性疾病，医生不会给婴儿接种乙肝疫苗。先天性湿疹或者是急性传染病患者也不允许接种。

第四，婴儿在接种乙肝疫苗以后都要进行严密观察，一般来说至少观察半个小时左右，重点观察婴儿有没有不良反应。

第五，部分婴儿在接种乙肝疫苗以后，会有一些轻微的不良反应，家长和月嫂一定要密切关注孩子的状态并要注意婴儿的卫生。

第六，部分婴儿在接种以后可能会出现发热或者是接种部位出现轻微红肿，一般来说都是可以自行消退的，但是如果不良反应特别强烈，家长和月嫂一定要带着孩子去医院治疗。

第七，《儿童预防接种证》一定要带好，宝宝接种的时候需要在上面做记录，接种人员也会根据这些记录以及其他因素来确定给宝宝接种哪些疫苗。此外它也是日后入托以及入学不可缺少的证件。

◎ 新生儿抚触

新生儿抚触是通过抚触者的双手对新生儿的皮肤进行有次序的、有技巧的科学抚摸，让大量温和的良好刺激通过皮肤传到中枢神经系统，以产生积极的生理效应。

每天给新生儿进行科学和系统的抚触，有利于新生儿的生长发育，增加免疫力，增进食物的吸收和利用，减少婴儿哭闹，增加睡眠，促进婴儿健康成长，同时能增进父母与宝宝之间的感情交流，促进宝宝心理健康地成长。

1.头部抚触

（1）用手轻轻捧起宝宝的脸，同时以平静、轻柔的声音和他说话。说话时，眼睛要看着宝宝，同时双手从两侧向下抚摩宝宝的脸。

（2）手向宝宝脸的两侧滑动，滑向后脑。用手腕托起头部，双手指尖轻轻以画小圈的方式按摩头部，包括囟门。

（3）用拇指和食指轻轻按压耳朵，从最上面按到耳垂处，反复向下轻轻拉扯，然后再轻轻揉捏。

在头部按摩的整个过程中，双手捧起宝宝头部时，一定要注意脊柱和颈部的安全，头部必须得到全方位的支撑。

2.胸部抚触

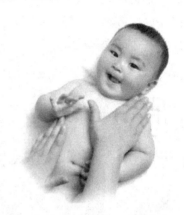

（1）双手放在宝宝的两侧肋缘，先是右手轻轻向上滑向宝宝右肩，复原。

（2）换左手上滑到宝宝左肩，复原。重复3～4次。

 护理经

按摩时可以用一只手，也可以两只手都用，这取决于宝宝的感受。如果两只手交替使用，要保持动作的连贯。

3.腹部抚触

如果宝宝脐带尚未脱落，就不要按摩其腹部。宝宝的肚脐正常后，可以用指尖或手掌沿顺时针方向抚摩宝宝腹部。

（1）放平手掌，顺时针方向画圆抚摩宝宝的腹部。注意动作要特别轻柔，不能离肚脐太近。

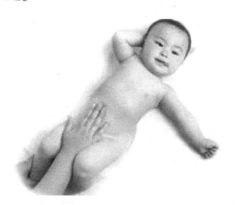

（2）用双手的食指和中指在宝宝的肚脐周围画圈，画的圈由小到大，最后用掌心环绕整个肚子按摩。

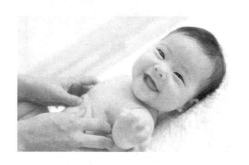

4.手部抚触

（1）把宝宝两臂左右分开，掌心向上。

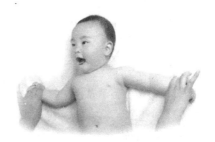

（2）轻轻挤捏宝宝的手臂，从上臂到手腕，反复3~4次。

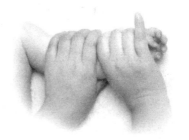

（3）用手指画小圈按摩宝宝的手腕。用拇指抚摩宝宝的手掌，使他的小手张开。

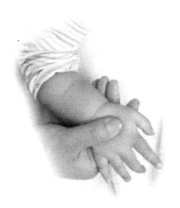

💡 **护理经**

　　画圈要沿顺时针方向进行，和肠的蠕动方向保持一致。做腹部按摩时要观察新生儿是否有不舒服的反应，是否感到疼痛。

（4）让宝宝抓住你的拇指，用其他四根手指按摩宝宝的手背。

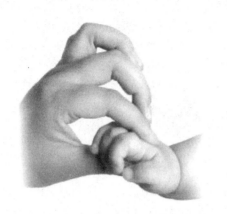

（5）一只手托住宝宝的手，另一只手的拇指和食指轻轻捏住宝宝的手指，从小指开始依次转动、轻柔拉伸每个手指。

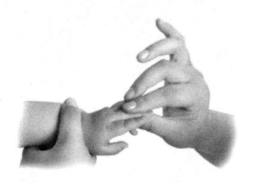

5.腿部抚触

（1）用拇指、食指和中指，轻轻揉捏宝宝大腿的肌肉，从膝盖处一直按摩到尾椎下端。

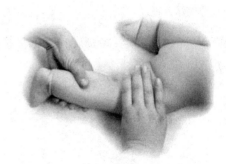

（2）用一只手握住宝宝的脚后跟，另一只手拇指朝外握住宝宝小腿，沿膝盖向下捏压、滑动至脚踝。

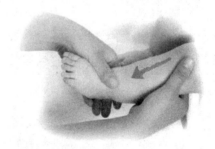

（3）一只手托住宝宝的脚后跟，另一只手四指聚拢在宝宝的脚背，用大拇指指肚轻揉脚底，从脚尖抚摸到脚跟，反复3～4次。

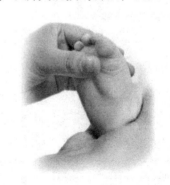

6.背部抚触

（1）双手大拇指平放在宝宝脊椎两侧，其他手指并在一起扶住宝宝身体，拇指指腹分别由中央向两侧轻轻抚摸，从肩部处移至尾椎，反复3～4次。

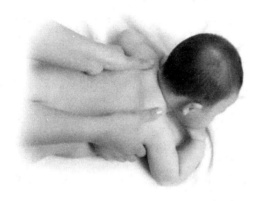

（2）五指并拢，掌根到手指成为一个整体，横放在宝宝背部，手背稍微拱起，力度均匀地交替从宝宝脖颈抚至臀部，反复3～4次。

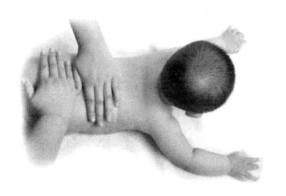

 护理经

按摩时，注意感受两拇指之间的脊椎骨，切忌用力按压脊柱。

 相关链接

新生儿抚触的基本要求

1.选好抚触的时间

抚触时间应选择在宝宝洗澡后、午睡或晚上睡觉前，及两次喂奶之间，在宝宝清醒、不疲倦、不过饱、不饥饿、不哭闹时进行。每日抚触1～2次，每次10～15分钟。

2.做好充足准备

让室温控制在26～28℃，选择比较安静、光线不太刺眼的地方。给宝宝选一首柔和的音乐，提前准备好宝宝的毛巾、尿布、干净的衣物，抚触结束后给宝宝换上。抚触者的双手也保持温暖，开始前先温柔的和宝宝聊一会，然后再开始抚触。

3.力度要根据新生儿的感受随时调整

给宝宝做抚触时，手法的力度要根据宝宝的感受进行调整。通常的标准是：做完之后如果发现宝宝的皮肤微微发红，则表示力度正好；如果宝宝的皮肤颜色不变，则说明力度不够；如果只做了几下，皮肤就变红了，说明力度太大。

4.不必循规蹈矩

在给宝宝做抚触时，不一定非要按照从头到脚、从左到右的顺序，每个动作一一做到，因为宝宝是不会被这些规矩左右的，有的宝宝就喜欢别人抚摸他的小肚子，而有的宝宝则喜欢动动小手、动动小脚。

5.新生婴儿情绪不好时结束抚触

抚触过程中如宝宝出现哭闹、肤色异常、呕吐等应暂停抚触，经安抚后如没有好转，就应完全停止抚触。

6.进行抚触时要注意宝宝的安全

双手捧起宝宝头部时，一定要注意他的脊柱和颈部的安全。另外，千万不要把润肤油滴到宝宝眼睛里；宝宝的脐带还未脱落前不要进行腹部按摩动作；关节处是宝宝最容易感到疼的地方，所以要轻柔地转动宝宝的手腕、肘部和肩部的关节，切忌在宝宝关节部位施加压力。